COMPLETE ATLASES OF
BASIC MEDICAL SCIENCE

基础医学图谱系列全辑

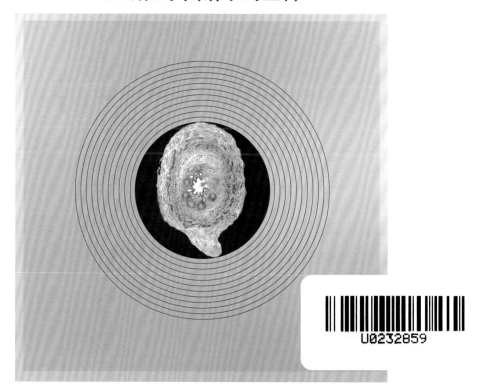

U0232859

病理学
彩 色 图 谱
COLOUR ATLAS OF PATHOLOGY

主编◎徐国成　邱雪杉　韩秋生

长江出版传媒
Changjiang Publishing & Media

湖北科学技术出版社
HUBEI SCIENCE & TECHNOLOGY PRESS

《病理学彩色图谱》编委会名单

主　　审	梁成华	王恩华								
主　　编	徐国成	邱雪杉	韩秋生							
副 主 编	安圆圆	王彦杰	张　青	巴　静	张　勇					
编绘人员	代文博	颜　南	王　旭	甄丽辉	刘明秋	叶千红	马江波	冯利强	邹卫东	
	荆永显	李　虹	王维东	张国栋	田月娥	郑　伟	陈　禹	刘　悦	梅　雪	
	蔡纪梅	刘明秋	冯利强	张　永	焦旭文	徐增志	金春峰	曾　亮	李军平	
	鄂大治	梁栋阳	崔　勇	孟祥伟	许本柯	李龙飞	刘海星	荆玉辰		
摄　　影	李会波	刘　丰								

图书在版编目（CIP）数据

病理学彩色图谱／徐国成，邱雪杉，韩秋生主编．—武汉：
湖北科学技术出版社，2018.7
（基础医学图谱系列全辑）
ISBN　978-7-5706-0182-0

Ⅰ．①病…　Ⅱ．①徐…　②邱…　③韩…　Ⅲ．①病理学－
图谱－医学院校－教材　Ⅳ．① R36-64

中国版本图书馆 CIP 数据核字（2018）第 057266 号

出版发行：湖北科学技术出版社		**印　　张**：9　插页4	
地　　址：武汉市雄楚大街 268 号		**出版时间**：2018 年 7 月第 1 版	
（湖北出版文化城 B 座 13-14 层）		**印刷时间**：2018 年 7 月第 1 次印刷	
邮　　编：430070		**策　　划**：杨瑰玉	
联系电话：027-87679468		**责任编辑**：严　冰	
网　　址：http://www.hbstp.com.cn		**封面设计**：喻　杨	
印 刷 者：武汉市金港彩印有限公司		**版式设计**：徐国成	
开本尺寸：787×1092　1/16		**定　　价**：138.00 元	
字　　数：350 千字			

前言
INTRODUCTION

病理学是以形态变化为主要内容的一门学科，有很强的直观性。在病理学教学过程中，除了观察大体标本和病理切片外，还需要有病理学教学图谱与之配合，使病理改变具体化、理论问题形象化，学者易于贯通，教者便于言表。我们经过两年多的准备，编绘了这本《病理学彩色图谱》，努力使之成为病理学教学和学习的得力工具。

本书选材主要依据普通高等医学院校教学大纲，紧密围绕五年制和七年制全国统编教材的主要内容，同时兼顾高等职业院校的需要。本图谱特点之一在于有大量经过精心选材和编绘的彩色大体图，资料来源于国内外的标本和图谱，并有显微镜照片与之配合，使病变更典型化、形象化，弥补了国内缺少自己的教学大体标本彩色照片的不足。其二，本书含有一些经过精心构思、严密设计、绘制精美的模式图和示意图，生动形象地表现出科学的内涵，有的还对疾病的全身病变进行了系统的概括和总结，便于学生理解和记忆。本书显微镜下照片也是优中选优，使病变具有典型性，并能补充教科书中照片的不足。

在本书即将出版之际，我们衷心感谢中国医科大学各级领导的热情支持，中国医科大学病理学系宋继谒、李宗铉、崔秀娟、张道荣、洪声明、刘宝宜等教授和辽宁省人民医院病理科王泽兴教授都给予帮助并为本书提供部分资料，在此一并深表谢意。

病理学是一门古老而又充满生机、蓬勃发展的学科，仅就其教科书内容而言也是十分博大精深的。由于编者学识有限，同时还受客观因素制约，本书概括的病理学教学主要内容和图片难免有所不足，期望同道和师生予以批评指正。

徐国成　邱雪杉　韩秋生

2018 年 7 月

目 录
CONTENTS

系统病理学 SYSTEMIC PATHOLOGY 　　　　　　　　　　　　　　　　**59**

GENERAL PATHOLOGY

普通病理学

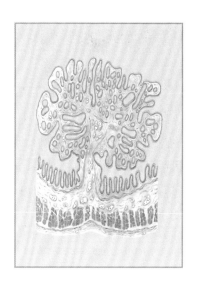

病理学在医学中的地位
PATHOLOGY IN MEDICINE

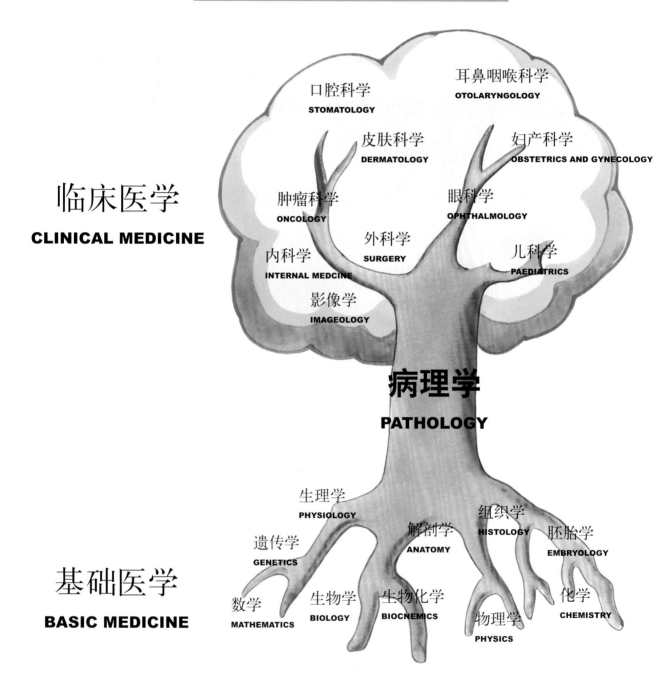

临床医学
CLINICAL MEDICINE

口腔科学
STOMATOLOGY

耳鼻咽喉科学
OTOLARYNGOLOGY

皮肤科学
DERMATOLOGY

妇产科学
OBSTETRICS AND GYNECOLOGY

肿瘤科学
ONCOLOGY

眼科学
OPHTHALMOLOGY

外科学
SURGERY

内科学
INTERNAL MEDCINE

儿科学
PAEDIATRICS

影像学
IMAGEOLOGY

病理学
PATHOLOGY

生理学
PHYSIOLOGY

组织学
HISTOLOGY

遗传学
GENETICS

解剖学
ANATOMY

胚胎学
EMBRYOLOGY

基础医学
BASIC MEDICINE

数学
MATHEMATICS

生物学
BIOLOGY

生物化学
BIOCNEMICS

化学
CHEMISTRY

物理学
PHYSICS

病理学分支
BRANCHES OF PATHOLOGY

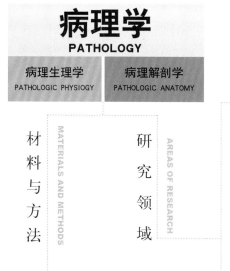

病理学 PATHOLOGY

病理生理学 PATHOLOGIC PHYSIOGY

病理解剖学 PATHOLOGIC ANATOMY

材料与方法 MATERIALS AND METHODS

研究领域 AREAS OF RESEARCH

普通病理学 GENERAL PATHOLOGY（总论）

超微病理学 Ultrustructural pathology
微循环病理学 Microcircular pathology
代谢病理学 Metabolic pathology
炎症病理学 Inflammatory pathology
免疫病理学 Immunopathology
修复病理学 Repair pathology
遗传病理学 Genetic pathology
肿瘤病理学 Neoplastic pathology
分子病理学 Molecular pathology

系统病理学 SYSTEMIC PATHOLOGY（各论）

心血管病理学 Cardiovascular pathology
呼吸病理学 Respiratory pathology
消化病理学 Digestive pathology
泌尿病理学 Urological pathology
生殖病理学 Reproductive pathology
淋巴造血病理学 Lymphohemopoietic pathology
骨病理学 Osteological pathology
软组织病理学 Soft tissue pathology
内分泌病理学 Endocrine pathology
神经病理学 Nervous pathology

人体病理学 HUMAN PATHOLOGY

临床细胞学 CLINICAL CYTOLOGY

临床病理学 CLINICAL PATHOLOGY

活组织检查 Biopsy
尸体解剖 Autopsy

实验病理学 EXPERIMENTAL PATHOLOGY

动物实验 Animal experiment
组织培养 Tissue culture

诊断病理学
DIAGNOSTIC PATHOLOGY

活 组 织 检 查
BIOPSY

举例

颈部肿物
A SWELLING OF NECK

手术
OPERATION

病变组织
PATHOLOGIC TISSUE

（活组织）
（**LIVING TISSUE**）

大体（肉眼）检查
GROSS EXAMINATION

必要时
IF NECESSARY

必要时
IF NECESSARY

DNA 检查
DNA EXAMINATION

组织学检查
HISTOLOGICAL EXAMINATION

超微结构检查
ULTRASTRUCTURAL EXAMINATION

（电子显微镜检查
ELECTRON MICROSCOPE EXAMINATION）

石蜡切片
PARAFFIN SECTION

HE 染色
HE STAIN

冰冻切片
FROZEN SECTTON

术中快速病理报告
PATHOLOGIC REPORT IN OPERATION

病理检查报告
PATHOLOGIC REPORT

必要时
IF NECESSARY

显微镜检查
MICROSCOPIC EXAMINATION

免疫组织化学染色
IMMUNOHISTOCHEMICAL STAIN

特殊染色
SPECIAL STAIN

病理检查报告

PATHOLOGIC REPORT

病理号：181790

姓　　名：××	原病理号：无
性　　别：女	住院号：297456
年　　龄：45岁	床　　号：315-2
送检院别：本院	科　　别：外一科
送检日期：2003-04-06	报告日期：2003-04-09

送检材料：左乳腺肿物（术中冰冻病理）

临床诊断：乳癌?

肉眼所见：肿物 2cm×2cm×1cm，无包膜，切面粉白色，质脆。

光镜所见：于纤维组织中见大量癌组织生长，呈不规则条索状、巢片状排列。

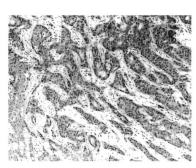
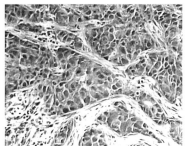

石蜡切片：　　　　　　染色 HE　　冰冻切片：　　　　　　染色 HE

病理诊断：

　　左乳腺单纯癌　　　　　　　　　　　　报告医师：×××

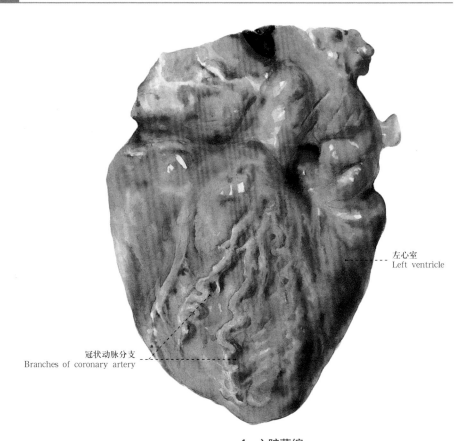

左心室
Left ventricle

冠状动脉分支
Branches of coronary artery

1. 心脏萎缩
Atrophy of heart

心脏体积变小，重量减轻，心肌染色变深，
心外膜中脂肪组织完全消失，冠状动脉分支因心肌变小而卷曲为蛇形弯曲。

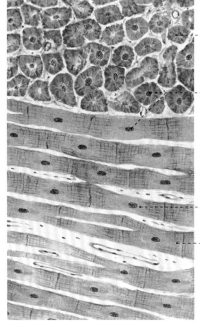

心肌纤维横断
Cross section of myocardial fiber

心肌细胞核
Nuclei of myocardial cells

脂褐素
Lipofuscin

心肌纤维纵断
Longitudinal section of myocardial fiber

2. 心肌萎缩
Atrophy of myocardium

心肌纤维变细，细胞间距增宽，间质纤维组织
增多，心肌细胞核两端的脂褐素增多。

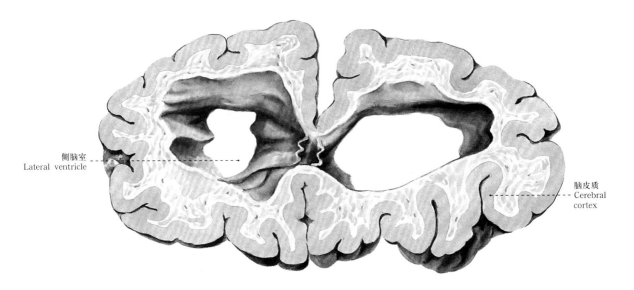

侧脑室
Lateral ventricle

脑皮质
Cerebral cortex

3. 脑压迫性萎缩
Pressure atrophy of brain

长期多量脑室积水致侧脑室显著扩张，脑组织受压变薄，白质减少最为明显。

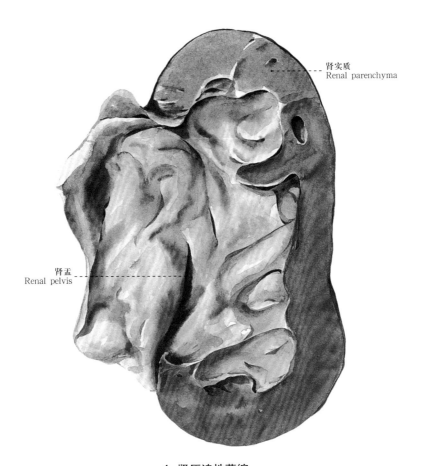

肾实质
Renal parenchyma

肾盂
Renal pelvis

4. 肾压迫性萎缩
Pressure atrophy of kidney

长期肾盂积水，肾盂扩张，肾盏融合消失，肾实质受压变薄，肾乳头变平或消失，皮、髓质分界不清。

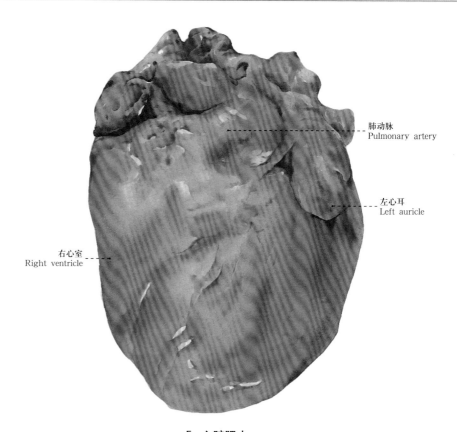

肺动脉
Pulmonary artery

左心耳
Left auricle

右心室
Right ventricle

5. 心脏肥大
Hypertrophy of heart
心脏体积增大，重量增加，质地变实，横径加宽，心尖钝圆。

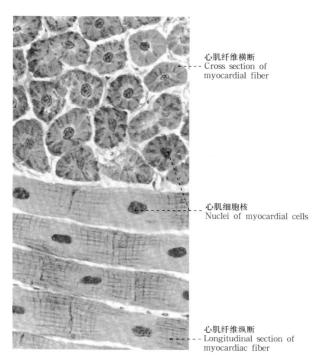

心肌纤维横断
Cross section of
myocardial fiber

心肌细胞核
Nuclei of myocardial cells

心肌纤维纵断
Longitudinal section of
myocardiac fiber

6. 心肌肥大
Hypertrophy of myocardium
心肌纤维粗大，横纹过于清晰，核染色质着色深，并且体积增大。

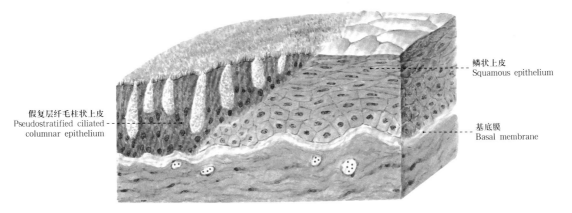

7. 支气管上皮鳞状化生模式图
Diagram showing bronchial epithelial squamous metaplasia
纤毛柱状上皮从基底部开始逐渐移行为复层鳞状上皮。

鳞状上皮
Squamous epithelium

假复层纤毛柱状上皮
Pseudostratified ciliated columnar epithelium

基底膜
Basal membrane

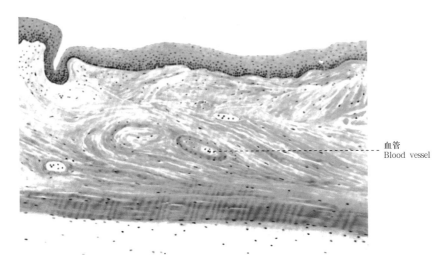

血管
Blood vessel

8. 支气管上皮鳞状化生
Squamous metaplasia of bronchial epithelia
原有纤毛柱状上皮被鳞状上皮替代。

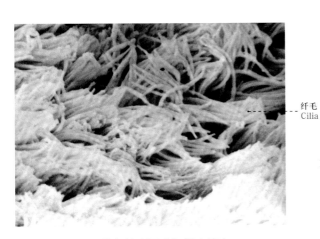

纤毛
Cilia

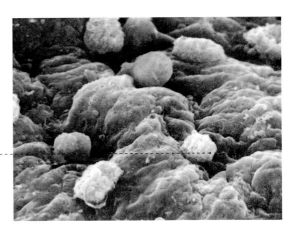

黏液
Mucus

9. 正常气管表面（扫描电镜）
Surface of normal trachea (SEM)
扫描电镜显示气管表面多量纤毛。

10. 气管上皮鳞状化生（扫描电镜）
Squamous metaplasia of trachea epithelia (SEM)
扫描电镜观察，见气管表面纤毛消失，平坦状。
（气管组织培养，致癌物质作用1周）

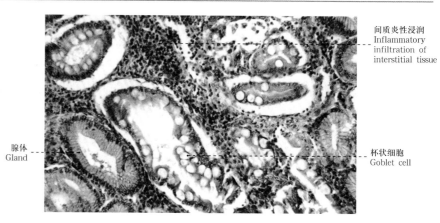

间质炎性浸润
Inflammatory
infiltration of
interstitial tissue

腺体
Gland

杯状细胞
Goblet cell

11．胃黏膜肠上皮化生
Intestinal metaplasia of gastric mucosa
胃黏膜腺体中出现多量肠黏膜中的杯状细胞。本例为慢性浅表性胃炎。

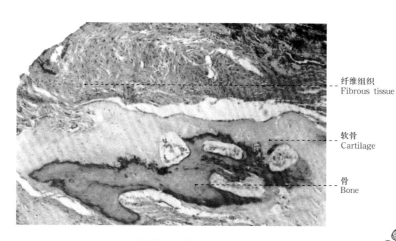

纤维组织
Fibrous tissue

软骨
Cartilage

骨
Bone

12．纤维组织软骨化生
Chondral metaplasia of fibrous tissue
纤维组织中有软骨化生，并有骨形成。本例为眶内慢性炎症。

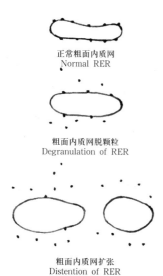

正常粗面内质网
Normal RER

粗面内质网脱颗粒
Degranulation of RER

粗面内质网扩张
Distention of RER

13．粗面内质网脱颗粒、扩张示意图
Diagram showing degranulation and distention of RER

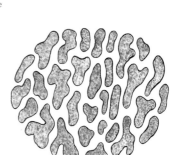

正常滑面内质网
Normal SER

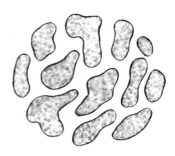

滑面内质网扩张
Distention of SER

14．滑面内质网扩张示意图
Diagram showing distention of SER

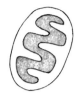
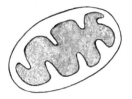
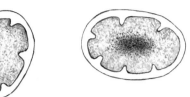

正常线粒体
Normal mitochondria

线粒体肿胀
Mitochondria swelling

线粒体基质中电子致密物
Dense particles in matrix of mitochondria

15. 线粒体肿胀和无定形电子致密物示意图
Diagram showing mitochondria swelling and dense particles in matrix

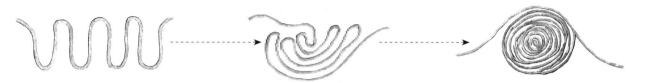

16. 髓鞘样结构形成示意图
Diagram showing formation of myelin figure
髓鞘样结构由膜性结构转曲形成。

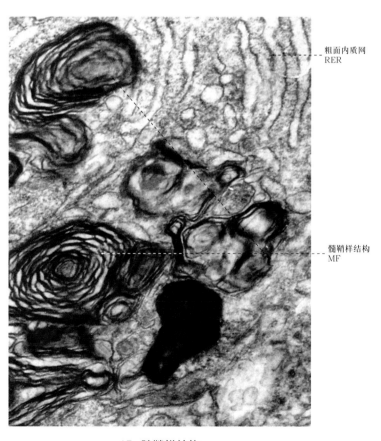

粗面内质网
RER

髓鞘样结构
MF

17. 髓鞘样结构
Myelin figure（MF）
在粗面内质网中，脂质膜片段形成同心圆样层次卷曲。

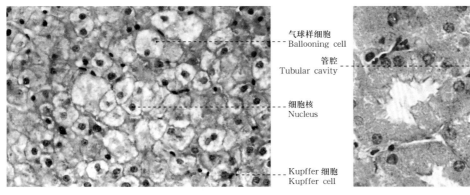

气球样细胞
Ballooning cell

细胞核
Nucleus

Kupffer 细胞
Kupffer cell

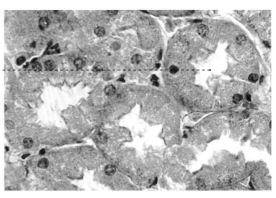

管腔
Tubular cavity

18. 肝细胞水变性
Hydropic degeneration of hepatocyte
肝细胞肿胀，胞浆空泡状、网状，疏松透亮，
大者如气球状，为气球样细胞。

19. 肾近曲小管水变性
Hydropic degeneration of renal proximal tubule
肾近曲小管上皮肿胀，胞浆充满粉染颗粒，
细胞拥挤，管腔星芒状。

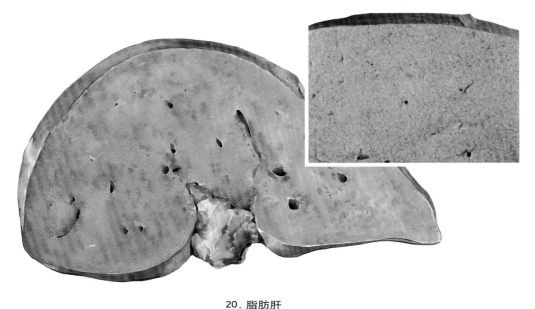

20. 脂肪肝
Fatty liver
肝额状断，肝脏体积增大，边缘钝，呈弥漫性淡黄色，质软。

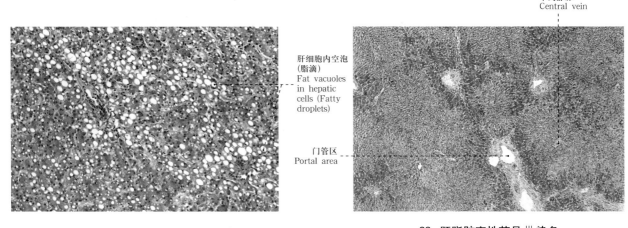

肝细胞内空泡
（脂滴）
Fat vacuoles
in hepatic
cells (Fatty
droplets)

门管区
Portal area

中央静脉
Central vein

21. 肝脂肪变性
Fatty degeneration of liver
肝细胞浆内有大小不一的圆形空泡（脂滴）。

22. 肝脂肪变性苏丹 ‖ 染色
Fatty degeneration of liver stained with Sudan ‖
冰冻切片，肝细胞内脂肪滴被苏丹Ⅲ染料染成橘红色。

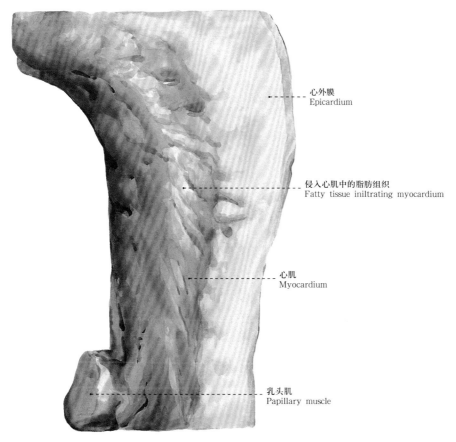

心外膜
Epicardium

侵入心肌中的脂肪组织
Fatty tissue iniltrating myocardium

心肌
Myocardium

乳头肌
Papillary muscle

23．左心室心肌脂肪浸润
Fatty infiltration of left ventricular myocardium
心外膜中脂肪组织增多，向心肌中浸润，形成黄色条纹，心室壁变软。

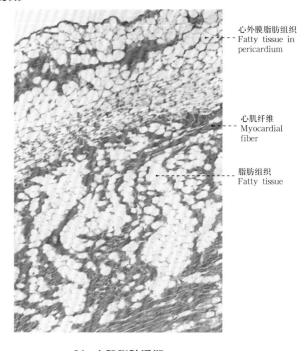

心外膜脂肪组织
Fatty tissue in pericardium

心肌纤维
Myocardial fiber

脂肪组织
Fatty tissue

24．心肌脂肪浸润
Fatty infiltration of myocardium
心肌纤维间有脂肪组织侵入，部分心肌纤维萎缩。

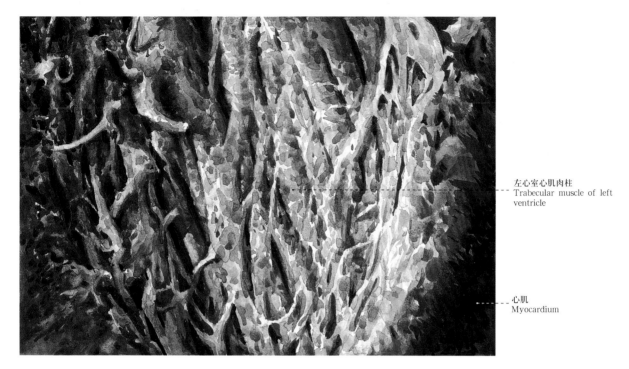

左心室心肌肉柱
Trabecular muscle of left ventricle

心肌
Myocardium

25. 虎斑心
Tigroid heart
左心室壁肉柱心内膜下，脂肪变性的黄色心肌与正常褐色心肌相互平行交替，似虎皮斑纹。

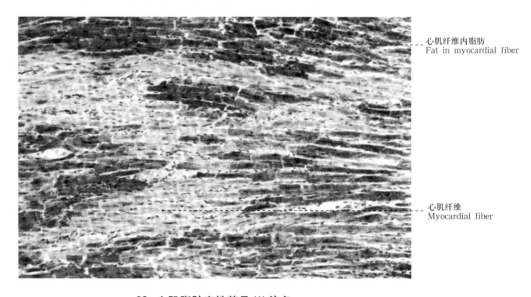

心肌纤维内脂肪
Fat in myocardial fiber

心肌纤维
Myocardial fiber

26. 心肌脂肪变性苏丹 III 染色
Myocardial fatty degeneration stained with Sudan III
苏丹III染色显示脂滴为橘红色，呈斑状分布。

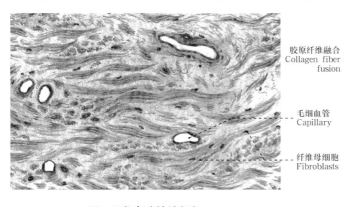

胶原纤维融合
Collagen fiber fusion

毛细血管
Capillary

纤维母细胞
Fibroblasts

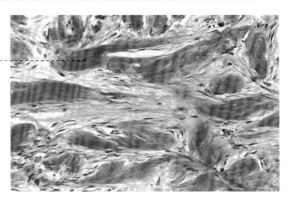

27. 正常皮肤结缔组织
Connective tissue of normal skin

正常真皮的纤维组织较疏松，含多量纤维细胞和纤维母细胞。

28. 结缔组织玻璃样变
Hyalinization of connective tissue

纤维细胞和血管大量减少，胶原增多、变粗，相互融合，失去纤维性，呈红染均质状。本例为皮肤瘢痕。

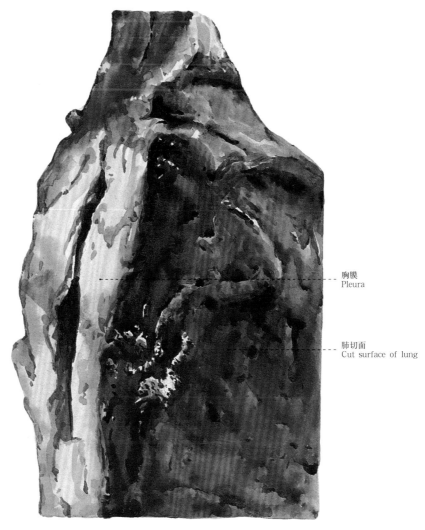

胸膜
Pleura

肺切面
Cut surface of lung

29. 胸膜玻璃样变
Hyalinization of pleura

胸膜显著增厚，脏壁层融合，灰白色，半透明，质硬。

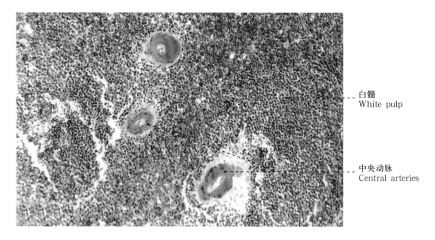

白髓
White pulp

中央动脉
Central arteries

30. 脾中央动脉玻璃样变
Hyalinization of spleen central artery
脾中央动脉腔小、壁厚、红染、均质状。

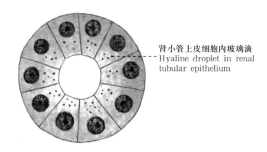

肾小管上皮细胞内玻璃滴
Hyaline droplet in renal
tubular epithelium

肝细胞胞质内玻璃样小体
Hyaline body in
hepatocytic cytoplasm

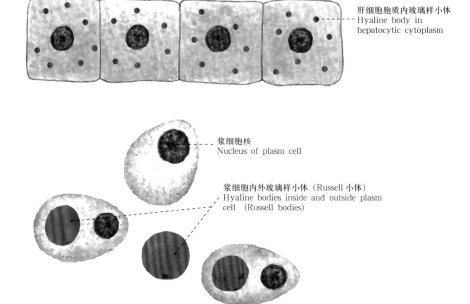

浆细胞核
Nucleus of plasm cell

浆细胞内外玻璃样小体（Russell 小体）
Hyaline bodies inside and outside plasm
cell （Russell bodies）

31. 细胞内玻璃样变示意图
Diagram showing intracellular hyalinization

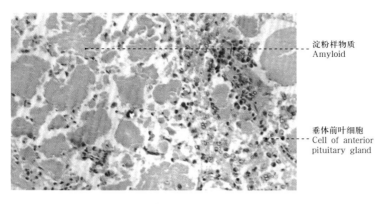

淀粉样物质
Amyloid

垂体前叶细胞
Cell of anterior
pituitary gland

32. 垂体淀粉样变性
Amyloidosis of pituitary gland
垂体前叶内有淀粉样物质沉积，呈粉染团块状，前叶细胞受
压萎缩，数量减少。

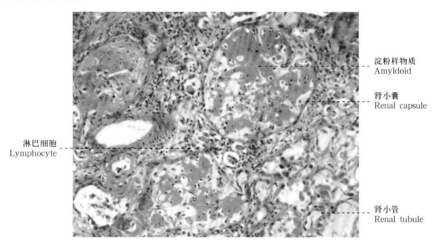

淀粉样物质
Amyldoid

肾小囊
Renal capsule

淋巴细胞
Lymphocyte

肾小管
Renal tubule

33. 肾淀粉样变性
Amyloidosis of kidney
肾小球血管丛中有淀粉样物质沉积，血管受压、闭合、消失。

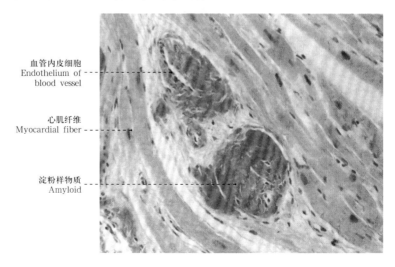

血管内皮细胞
Endothelium of
blood vessel

心肌纤维
Myocardial fiber

淀粉样物质
Amyloid

34. 淀粉样物质刚果红染色
Amyloid stained with Congo red
心肌间质小血管周围有淀粉样物质沉积，
为刚果红染色，呈橘红色。

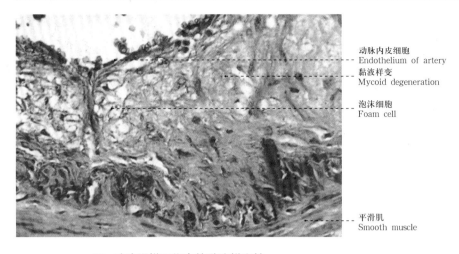

动脉内皮细胞
Endothelium of artery

黏液样变
Mycoid degeneration

泡沫细胞
Foam cell

平滑肌
Smooth muscle

35.动脉粥样硬化中的黏液样变性
Mycoid degeneration in atherosclerosis
黏液样变性处淡蓝染,结构疏松。

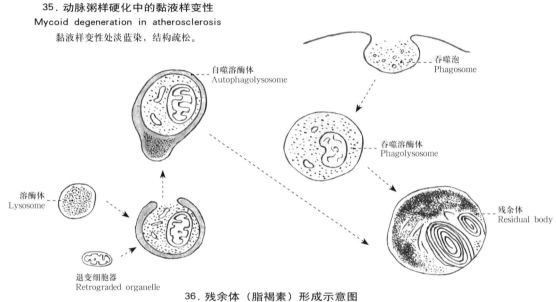

自噬溶酶体
Autophagolysosome

吞噬泡
Phagosome

溶酶体
Lysosome

吞噬溶酶体
Phagolysosome

退变细胞器
Retrograded organelle

残余体
Residual body

36.残余体(脂褐素)形成示意图
Diagram showing formation of residual body (Lipofuscin)
溶酶体与退变细胞器或吞噬体融合形成自噬溶酶体或吞噬溶酶体,即次级溶酶体,如
退变细胞器或吞噬物不能被完全降解,则形成残余体,即光镜下的脂褐素。

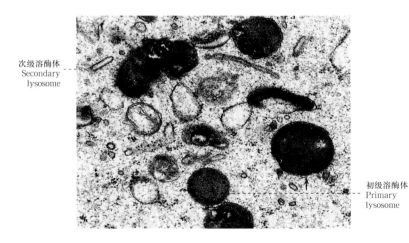

次级溶酶体
Secondary
lysosome

初级溶酶体
Primary
lysosome

37.次级溶酶体(吞噬溶酶体 透射电镜)
Secondary lysosome (Phagolysosome TEM)

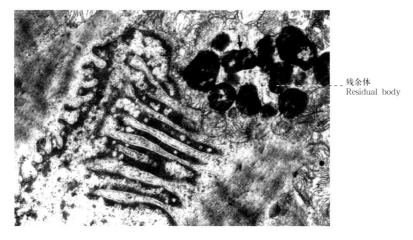

38．残余体（透射电镜）
Residual body（TEM）

残余体
Residual body

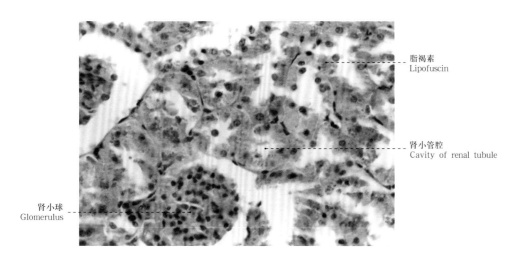

脂褐素
Lipofuscin

肾小管腔
Cavity of renal tubule

肾小球
Glomerulus

39．肾小管上皮细胞中的脂褐素
Lipofuscin in renal tubular epithelium
脂褐素呈黄褐色颗粒，在肾小管上皮细胞胞浆中。此切片为大白鼠肾脏。

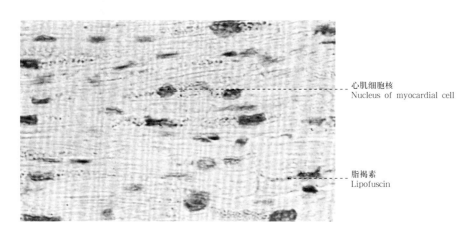

心肌细胞核
Nucleus of myocardial cell

脂褐素
Lipofuscin

40．心肌中的脂褐素
Lipofuscin in myocardium
多量黄褐色颗粒状的脂褐素位于心肌细胞核两端。本例为心肌褐色萎缩。

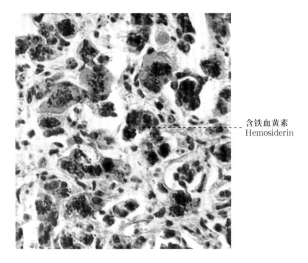

含铁血黄素
Hemosiderin

41．肝组织中的含铁血黄素
Hemosiderin in liver

Kupffer 细胞和肝细胞中含多量含铁血黄素，普鲁士蓝染色反应呈蓝色。

本例为血色病之肝，即血中红细胞大量溶解，形成多量含铁血黄素，沉积于脾、肝和骨髓内。

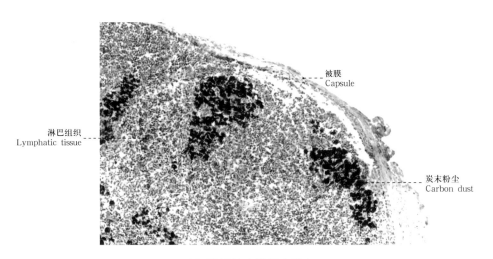

被膜
Capsule

淋巴组织
Lymphatic tissue

炭末粉尘
Carbon dust

42．淋巴结中的炭末粉尘
Carbon dust in lymph node

炭末粉尘呈黑色，随淋巴液自肺到达淋巴结内沉积。

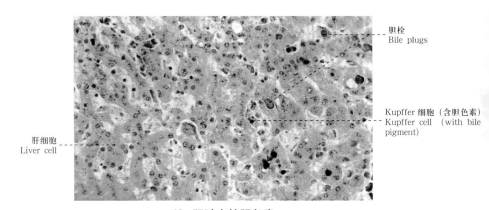

胆栓
Bile plugs

Kupffer 细胞（含胆色素）
Kupffer cell （with bile pigment）

肝细胞
Liver cell

43．肝脏中的胆色素
Bile pigment in liver

肝内毛细胆管中有胆栓，肝细胞和 Kupffer 细胞中均有胆色素颗粒。本例为梗阻性黄疸之肝。

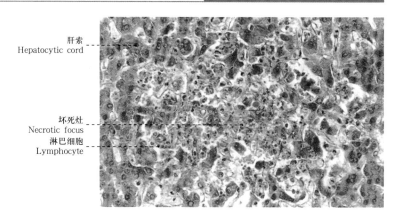

肝索
Hepatocytic cord

坏死灶
Necrotic focus

淋巴细胞
Lymphocyte

44. 肝灶状坏死
Focal necrosis of liver
肝细胞坏死出现核浓缩、核碎裂，坏死细胞集中，
由几个到十几个，呈灶状分布。

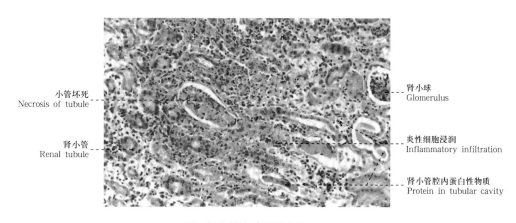

小管坏死
Necrosis of tubule

肾小管
Renal tubule

肾小球
Glomerulus

炎性细胞浸润
Inflammatory infiltration

肾小管腔内蛋白性物质
Protein in tubular cavity

45. 肾小管上皮细胞坏死
Necrosis of renal tubular epithelium
肾小管上皮细胞坏死，坏死细胞脱落、碎裂，形成核碎屑和无结构物质，阻塞管腔。
本例为升汞中毒肾。

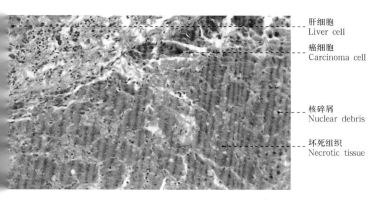

肝细胞
Liver cell

癌细胞
Carcinoma cell

核碎屑
Nuclear debris

坏死组织
Necrotic tissue

46. 癌瘤凝固性坏死
Coagulative necrosis of malignant tumor
癌组织坏死，坏死组织粉染，无结构凝固状，
有较多核碎屑。本例为肝细胞癌。

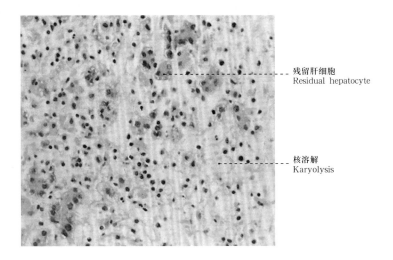

残留肝细胞
Residual hepatocyte

核溶解
Karyolysis

47. 肝坏死
Necrosis of liver

肝组织坏死广泛，肝索解离，坏死细胞或溶解或浓缩。本例为重型病毒性肝炎。

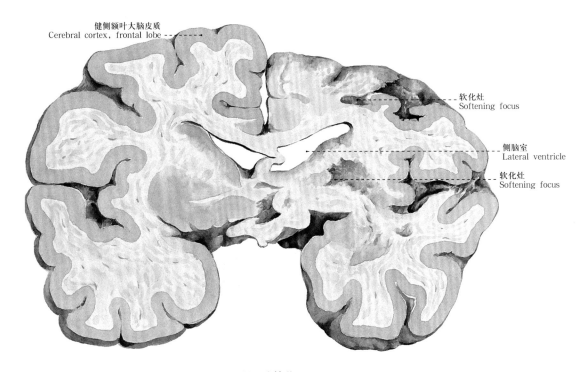

健侧额叶大脑皮质
Cerebral cortex, frontal lobe

软化灶
Softening focus

侧脑室
Lateral ventricle

软化灶
Softening focus

48. 脑软化
Encephalomalacia

大脑冠状切面显示一侧脑组织广泛多发坏死，坏死组织液化、吸收，脑体积缩小、变形，该侧脑室扩大。

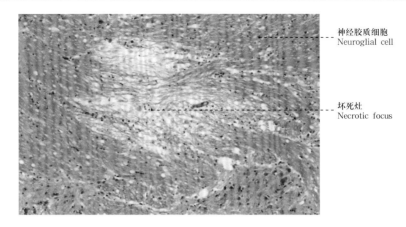

神经胶质细胞
Neuroglial cell

坏死灶
Necrotic focus

49. 脑液化性坏死
Liquefactive necrosis of brain
脑组织坏死后液化，局部呈疏松空网状。本例为乙型脑炎。

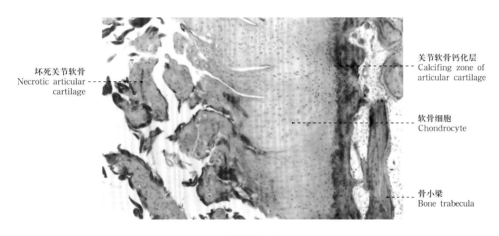

坏死关节软骨
Necrotic articular cartilage

关节软骨钙化层
Calcifing zone of articular cartilage

软骨细胞
Chondrocyte

骨小梁
Bone trabecula

50. 关节软骨坏死
Necrosis of articular cartilage
关节腔面软骨碎裂、深红染，软骨细胞消失。本例为大骨节病。

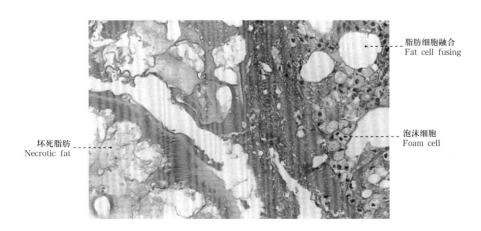

脂肪细胞融合
Fat cell fusing

泡沫细胞
Foam cell

坏死脂肪
Necrotic fat

51. 脂肪坏死
Fatty necrosis
坏死脂肪组织结构模糊，有嗜碱性颗粒状物散在和
泡沫细胞形成。本例为急性胰腺炎所致。

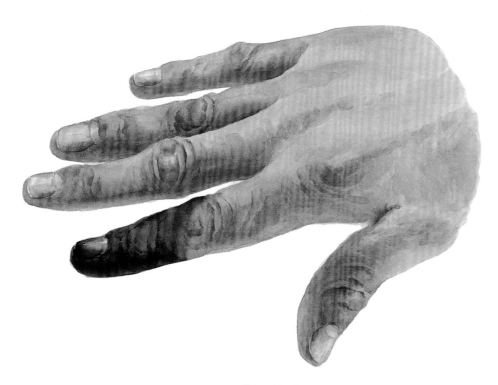

52．手指干性坏疽
Dry gangrene of finger
右手食指发生坏疽，坏疽组织色黑、干燥、开始固缩，与正常组织分界清楚，中间有炎症充血带。

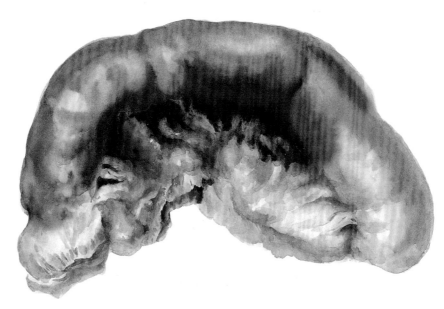

53．小肠湿性坏疽
Wet gangrene of small intestine
部分小肠肠管坏疽，坏死肠组织黑紫、肿胀、湿润，有臭味，与健康肠管分界不清。本例为肠套叠所致。

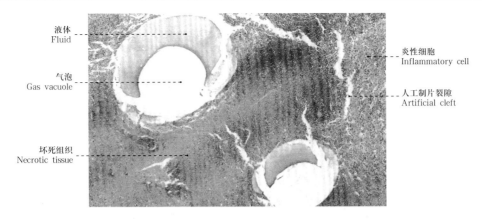

液体
Fluid

气泡
Gas vacuole

坏死组织
Necrotic tissue

炎性细胞
Inflammatory cell

人工制片裂隙
Artificial cleft

54. 气性坏疽
Gas gangrene

坏死组织内有多量气体和液体形成，周围有多量炎性细胞浸润。

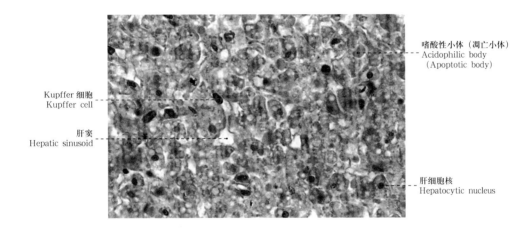

Kupffer 细胞
Kupffer cell

肝窦
Hepatic sinusoid

嗜酸性小体（凋亡小体）
Acidophilic body
（Apoptotic body）

肝细胞核
Hepatocytic nucleus

55. 肝细胞凋亡
Apoptosis of hepatocyte

整个肝细胞凋亡，形成球形嗜酸性小体，亦称 Councilman 小体。本例为轻型病毒性肝炎。

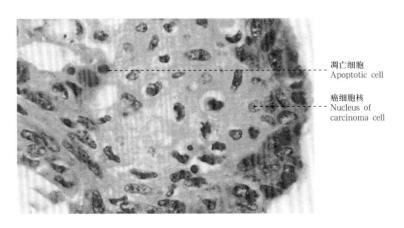

凋亡细胞
Apoptotic cell

癌细胞核
Nucleus of
carcinoma cell

56. 癌细胞凋亡
Apoptosis of carcinoma cell

癌组织中凋亡细胞核固缩，胞浆开始红染，无炎性反应。此例为鳞状细胞癌。

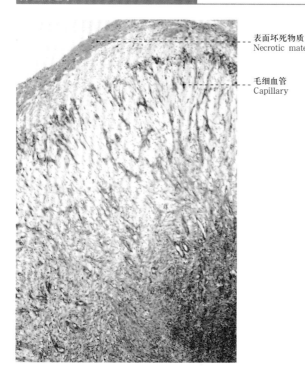

表面坏死物质
Necrotic material on surface

毛细血管
Capillary

57. 肉芽组织①
Granulation tissue ①

肉芽组织由大量毛细血管、纤维母细胞和炎性细胞构成，毛细血管向伤口表面垂直生长。

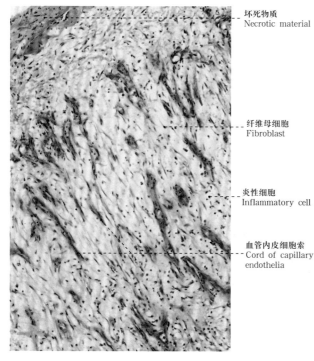

坏死物质
Necrotic material

纤维母细胞
Fibroblast

炎性细胞
Inflammatory cell

血管内皮细胞索
Cord of capillary endothelia

58. 肉芽组织②（高倍）
Granulation tissue ② (High power)

图57高倍，见血管内皮细胞增生形成大量实性细胞条索，向表面垂直生长，间质内有炎性细胞。

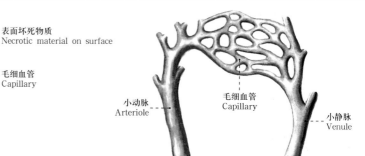

小动脉
Arteriole

毛细血管
Capillary

小静脉
Venule

①正常局部血液循环
Normal local blood circulation

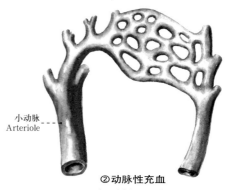

小动脉
Arteriole

小静脉
Venule

②动脉性充血
Arterial hyperemia

小动脉及动脉侧毛细血管扩张，动脉血增多，色鲜红，局部温度升高。

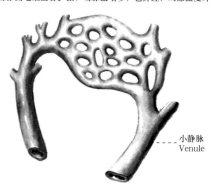

小静脉
Venule

③静脉性淤血
Venous congestion

静脉血流受阻，小静脉及静脉端毛细血管扩张，静脉血增多，色绀，体表温度

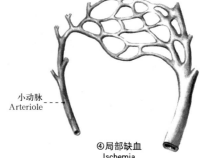

小动脉
Arteriole

④局部缺血
Ischemia

小动脉变细，局部血量减少，色苍白。

59. 局部血流障碍示意图
Diagram showing disturbance of local blood stream

局部血流循环障碍包括充血、淤血、缺血，
以及由此而引起的水肿、梗死，此外还有出血和血栓形成。

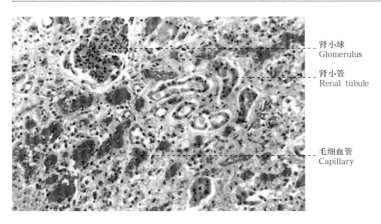

肾小球
Glomerulus

肾小管
Renal tubule

毛细血管
Capillary

60. 肾间质充血
Hyperemia of renal interstitium
肾间质毛细血管扩张、充血，肾小管内有蛋白。

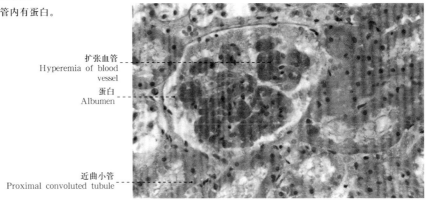

扩张血管
Hyperemia of blood
vessel

蛋白
Albumen

近曲小管
Proximal convoluted tubule

61. 肾小球充血
Hyperemia of glomerulus
肾小球血管袢管腔扩张，充血，球囊腔内蛋白漏出，
肾小管内有蛋白性物质。

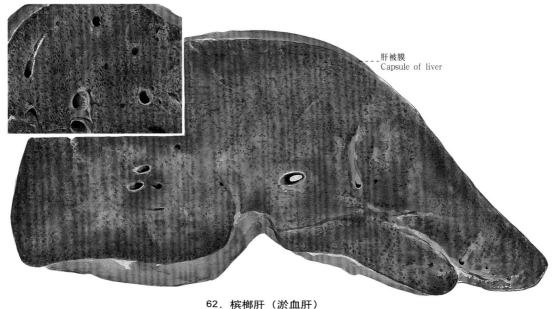

肝被膜
Capsule of liver

62. 槟榔肝（淤血肝）
Nutmeg liver (Congestive liver)
肝淤血时肝脏体积增大，切面呈红色淤血区和黄色脂肪变区相间交替，花纹状，似槟榔切面。

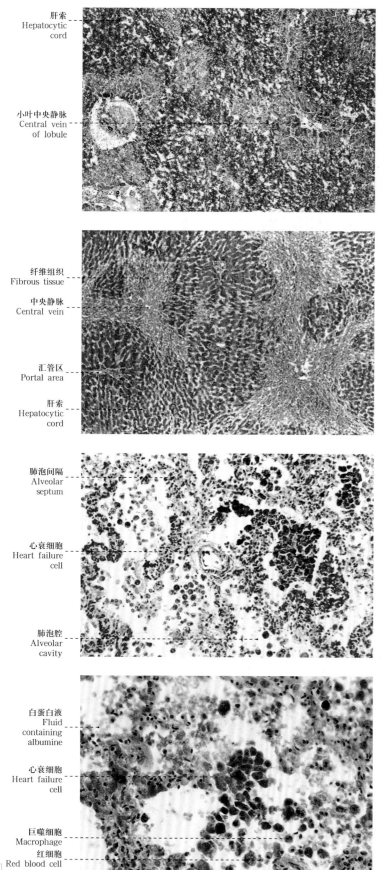

肝索
Hepatocytic cord

小叶中央静脉
Central vein of lobule

63. 慢性肝淤血
Chronic congestion of liver
肝小叶中央静脉及周围肝窦高度扩张淤血，该处肝细胞萎缩消失，周围肝细胞脂肪变性。

纤维组织
Fibrous tissue

中央静脉
Central vein

汇管区
Portal area

肝索
Hepatocytic cord

64. 淤血性肝硬化
Congestive cirrhosis of liver
肝小叶中央静脉周围纤维组织明显增多。

肺泡间隔
Alveolar septum

心衰细胞
Heart failure cell

肺泡腔
Alveolar cavity

65. 慢性肺淤血
Chronic congestion of lung
肺泡间隔毛细血管扩张充血，肺泡腔内有心衰细胞、红细胞、蛋白水肿液等。

白蛋白液
Fluid containing albumine

心衰细胞
Heart failure cell

巨噬细胞
Macrophage

红细胞
Red blood cell

66. 心力衰竭细胞
Heart failure cell
肺泡腔内巨噬细胞的胞浆含有多量含铁血黄素颗粒。

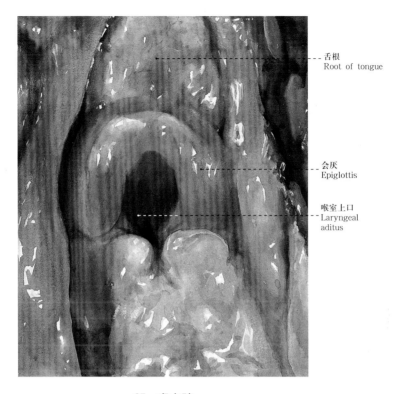

舌根
Root of tongue

会厌
Epiglottis

喉室上口
Laryngeal aditus

67．喉水肿
Edema of larynx
从背侧观察，会厌肿胀，半透明感，喉室上口变小。

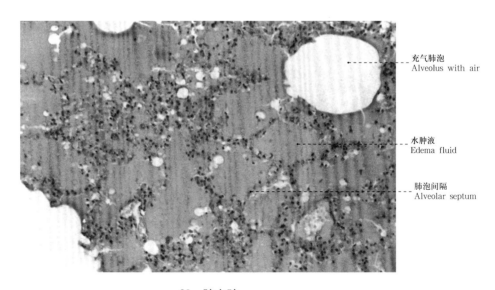

充气肺泡
Alveolus with air

水肿液
Edema fluid

肺泡间隔
Alveolar septum

68．肺水肿
Edema of lung
肺泡腔内有大量一致性粉色液体，无炎症反应。本例为一氧化碳中毒。

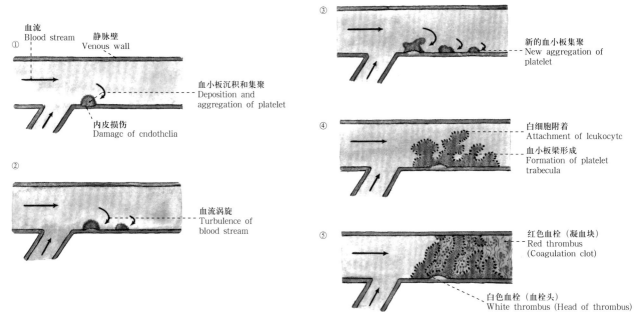

① 血流
Blood stream
静脉壁
Venous wall

血小板沉积和集聚
Deposition and aggregation of platelet

内皮损伤
Damagc of cndothclia

② 血流涡旋
Turbulence of blood stream

③ 新的血小板集聚
New aggregation of platelet

④ 白细胞附着
Attachment of lcukocytc
血小板梁形成
Formation of platelet trabecula

⑤ 红色血栓（凝血块）
Red thrombus (Coagulation clot)
白色血栓（血栓头）
White thrombus (Head of thrombus)

69. 血栓形成过程示意图
Diagram showing thrombogenesis

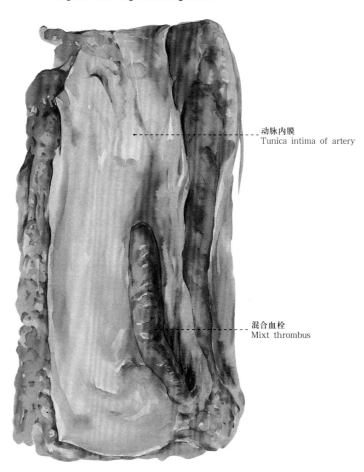

动脉内膜
Tunica intima of artery

混合血栓
Mixt thrombus

70. 动脉血栓
Artery thrombus
剖开动脉见血栓附着于动脉内膜，花纹状，红白交替，与血管壁紧密黏着。

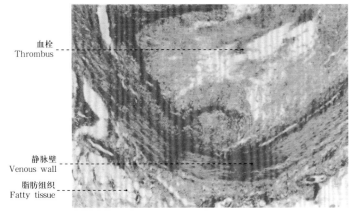

血栓
Thrombus

静脉壁
Venous wall

脂肪组织
Fatty tissue

71. 静脉血栓
Venous thrombus
血栓已完全阻塞静脉管腔。

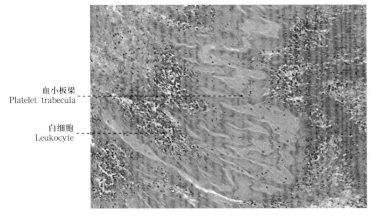

血小板梁
Platelet trabecula

白细胞
Leukocyte

72. 白色血栓
White thrombus
血小板梁呈粉色颗粒状，小梁之间为纤维蛋白和白细胞。

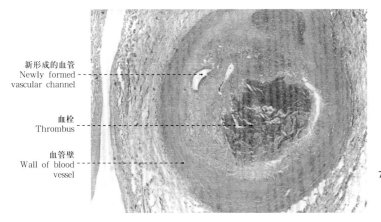

新形成的血管
Newly formed
vascular channel

血栓
Thrombus

血管壁
Wall of blood
vessel

73. 血栓再通
Recanalized thrombus within blood vessel
在已完全阻塞血管腔的血栓中，有新的小血管腔形成。

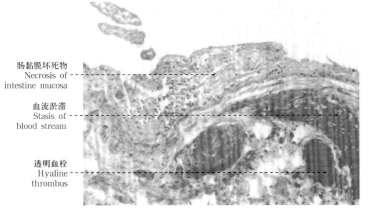

肠黏膜坏死物
Necrosis of
intestine mucosa

血流淤滞
Stasis of
blood stream

透明血栓
Hyaline
thrombus

74. 血流淤滞和透明血栓
Blood stream stasis and hyaline thrombus
霍乱时，小肠表面坏死，黏膜下层严重血流淤滞，红细胞融合，形成透明血栓。

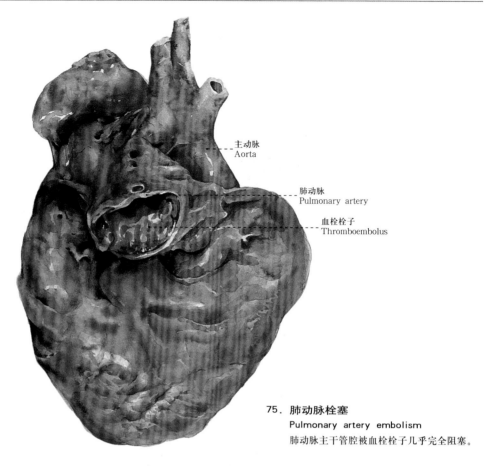

主动脉
Aorta

肺动脉
Pulmonary artery

血栓栓子
Thromboembolus

75．肺动脉栓塞
Pulmonary artery embolism
肺动脉主干管腔被血栓栓子几乎完全阻塞。

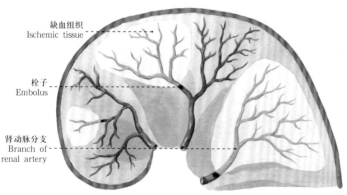

缺血组织
Ischemic tissue

栓子
Embolus

肾动脉分支
Branch of
renal artery

76．肾动脉栓塞示意图
Diagram showing renal arterial embolism
栓子栓塞肾动脉分支，引起所属肾组织缺血，缺血
组织形状和大小均与栓塞动脉部位相应。

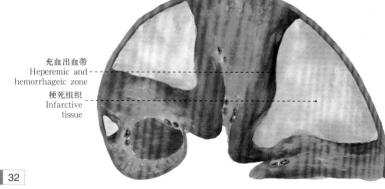

充血出血带
Heperemic and
hemorrhageic zone

梗死组织
Infarctive
tissue

77．肾梗死模式图
Diagram showing renal infarct
肾梗死组织形状与76图缺血区域相一致，肾被膜
下少量肾组织能以保存。

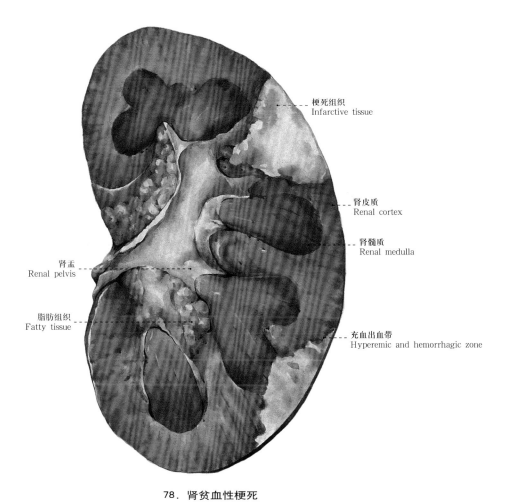

梗死组织
Infarctive tissue

肾皮质
Renal cortex

肾髓质
Renal medulla

肾盂
Renal pelvis

脂肪组织
Fatty tissue

充血出血带
Hyperemic and hemorrhagic zone

78．肾贫血性梗死
Anemic infarct of kidney

肾冠状切面，梗死组织呈灰白色三角形，尖部指向肾门，底朝向被膜，梗死组织周围有充血出血带。

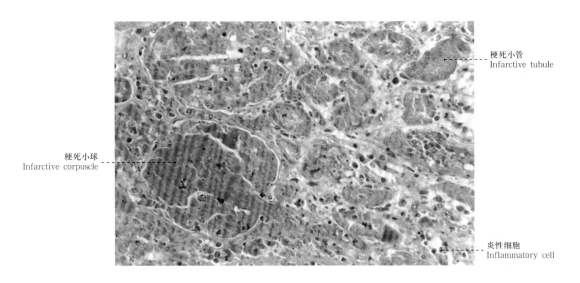

梗死小管
Infarctive tubule

梗死小球
Infarctive corpuscle

炎性细胞
Inflammatory cell

79．肾梗死
Infarct of kidney

梗死的肾组织尚保持组织轮廓，细胞核或溶解消失或破裂为碎屑，周边部有炎性反应。

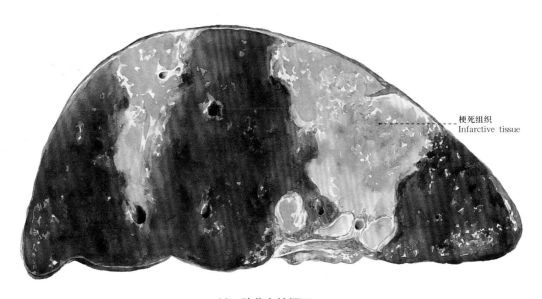

梗死组织
Infarctive tissue

80. 脾贫血性梗死
Anemic infarct of spleen

白血病巨脾，切面示多个近三角形灰白色梗死区，尖端指向脾门，底朝向被膜，梗死区周边有充血出血带。

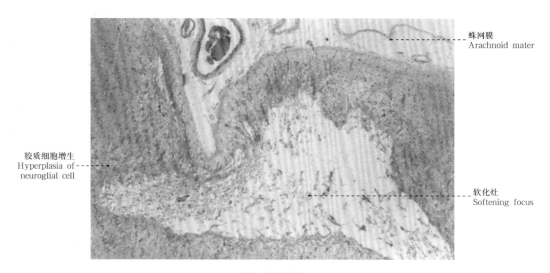

蛛网膜
Arachnoid mater

胶质细胞增生
Hyperplasia of
neuroglial cell

软化灶
Softening focus

81. 脑梗死
Infarct of brain

梗死灶脑组织坏死、液化，形成囊状，周围神经胶质细胞增生。

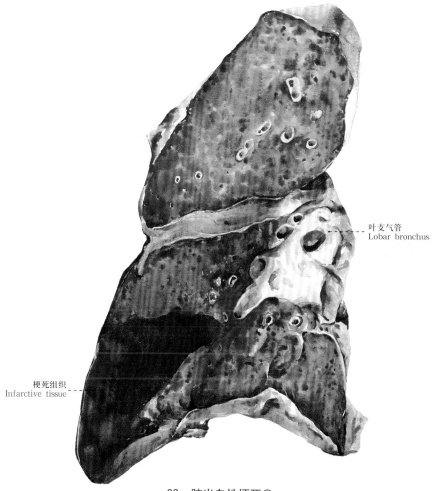

叶支气管
Lobar bronchus

梗死组织
Infarctive tissue

82．肺出血性梗死①
Hemorrhagic infarct of lung ①

肺切面，见下叶梗死灶呈暗红色三角形，底在胸膜，尖指向肺门，梗死肺组织质地挺实。

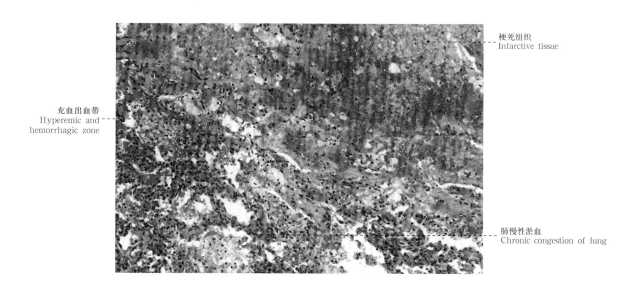

梗死组织
Infarctive tissue

充血出血带
Hyperemic and
hemorrhagic zone

肺慢性淤血
Chronic congestion of lung

83．肺出血性梗死②
Hemorrhagic infarct of lung ②

梗死肺组织仍有肺泡轮廓保存，原有肺组织呈慢性淤血，与梗死组织间有充血出血带。

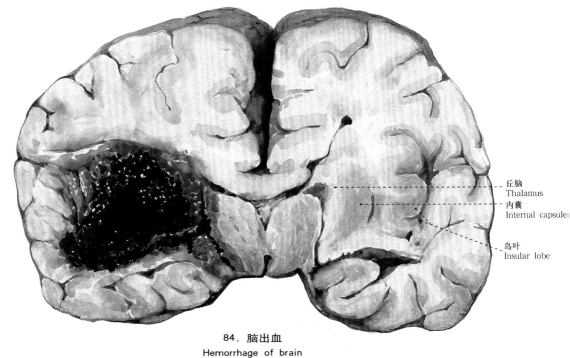

84．脑出血
Hemorrhage of brain
在大脑岛叶和丘脑内囊区有一大出血凝血块，脑组织被破坏。

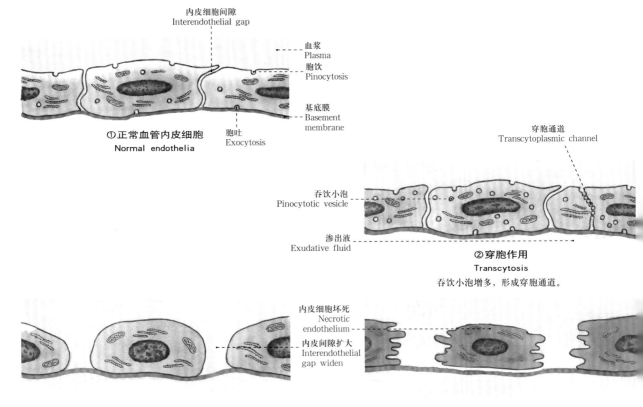

①正常血管内皮细胞
Normal endothelia

②穿胞作用
Transcytosis
吞饮小泡增多，形成穿胞通道。

③内皮细胞收缩
Endothelial contraction
内皮细胞收缩，细胞间隙扩大。

④内皮细胞变性坏死
Endothelial degeneration and necrosis
内皮细胞脱落，基底膜裸露。

85．血管通透性升高机制示意图
Diagram showing mechanism of vascular permeability increased

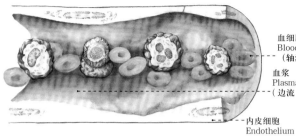
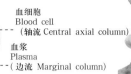

血细胞
Blood cell
（轴流 Central axial column）

血浆
Plasma
（边流 Marginal column）

内皮细胞
Endothelium

①正常血流
Normal blood stream
白细胞在轴流，血浆在边流。

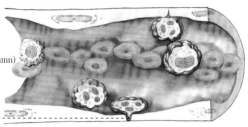

伪足
Pseudopod

②白细胞靠边和附壁
Margination and pavement of leukocytes
白细胞进入边流并附靠在血管壁上，在内皮细胞间隙处伸出伪足。

③白细胞游出
Emigration of leukocytes
白细胞做阿米巴运动从内皮细胞间隙游出。

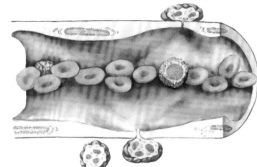

④白细胞的趋化
Chemotaxis of leukocytes
渗出的白细胞存在于组织间隙，向阳性趋化物集聚，形成炎性浸润。

86．白细胞游出过程模式图
Diagram showing exudation of leukocytes

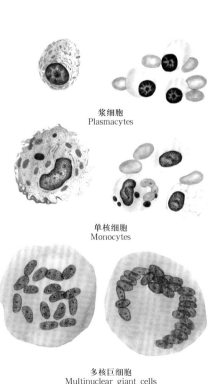

浆细胞
Plasmacytes

单核细胞
Monocytes

多核巨细胞
Multinuclear giant cells

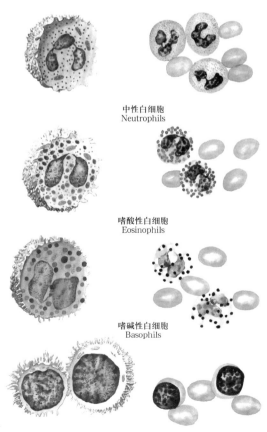

中性白细胞
Neutrophils

嗜酸性白细胞
Eosinophils

嗜碱性白细胞
Basophils

淋巴细胞
Lymphocytes

87．炎性细胞
Inflammatory cells

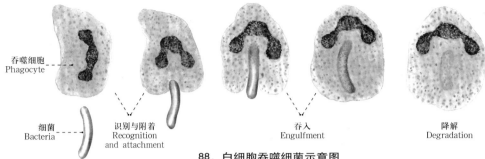

吞噬细胞
Phagocyte

细菌
Bacteria

识别与附着
Recognition
and attachment

吞入
Engulfment

降解
Degradation

88.白细胞吞噬细菌示意图
Diagram showing phagocytosis of leukocytes

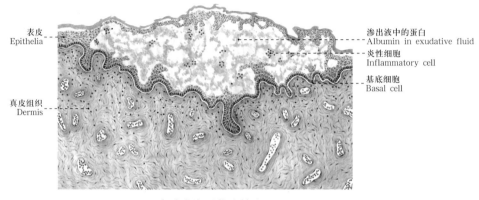

表皮
Epithelia

真皮组织
Dermis

渗出液中的蛋白
Albumin in exudative fluid

炎性细胞
Inflammatory cell

基底细胞
Basal cell

89.皮肤水泡（浆液性炎）
Water vacuole of skin (Serous inflammation)
表皮内局限性浆液性渗出，浆液含蛋白和少数炎性细胞。本例为烧伤水泡。

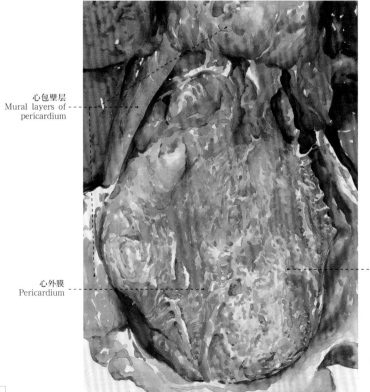

心包壁层
Mural layers of
pericardium

心外膜
Pericardium

渗出的纤维素
Exudative fibrin

90.纤维素性心包炎①
Fibrinous pericarditis ①
渗出的纤维素在心包表面呈绒毛状。

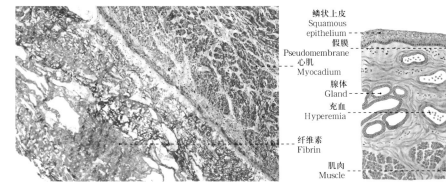

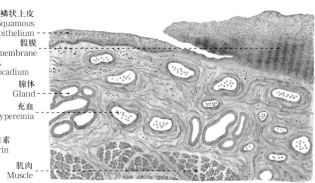

鳞状上皮
Squamous
epithelium
假膜
Pseudomembrane
心肌
Myocadium
腺体
Gland
充血
Hyperemia
纤维素
Fibrin
肌肉
Muscle

91. 纤维素性心包炎②
Fibrinous pericarditis ②
心外膜渗出的纤维素呈粉红色丝网状，混有白细胞。

92. 假膜性炎（咽白喉）
Pseudomembranous inflammation
(Pharyngeal diphtheria)
假膜中由渗出的纤维素交织而成，其有多量炎性细胞和核碎屑。

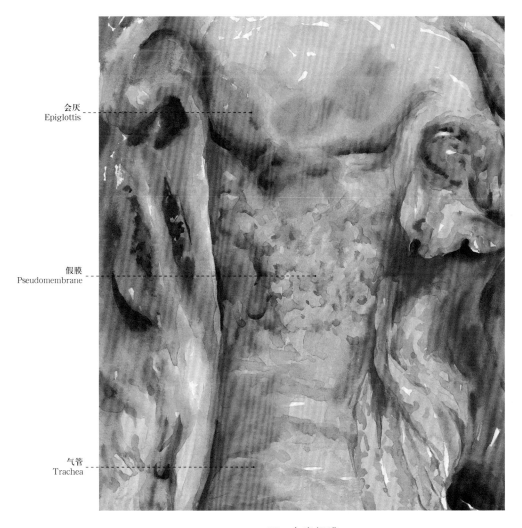

会厌
Epiglottis

假膜
Pseudomembrane

气管
Trachea

93. 白喉假膜
Pseudomembrane in diphtheria
渗出的纤维素在喉、气管表面形成膜样物（标本是从背面剪开气管肌膜和环状软骨，暴露喉、气管黏膜）。

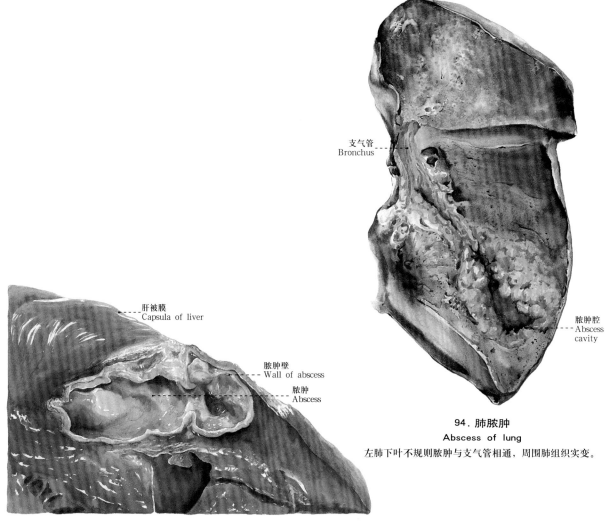

支气管
Bronchus

脓肿腔
Abscess cavity

94. 肺脓肿
Abscess of lung
左肺下叶不规则脓肿与支气管相通，周围肺组织实变。

肝被膜
Capsula of liver

脓肿壁
Wall of abscess

脓肿
Abscess

95. 慢性肝脓肿
Chronic abscess of liver
肝被膜下有一厚壁脓肿，脓汁已流出。

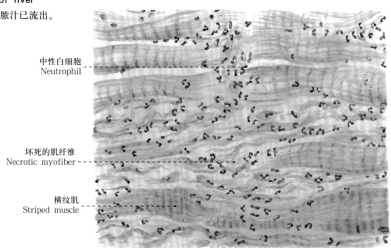

中性白细胞
Neutrophil

坏死的肌纤维
Necrotic myofiber

横纹肌
Striped muscle

96. 横纹肌蜂窝织炎
Phlegmonous inflammation of striped muscle
肌纤维间有大量中性白细胞弥漫性浸润，肌纤维变性坏死。

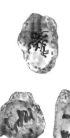

流产型核分裂
Abortive mitosis

四极核分裂
Tetrapolar mitosis

三极核分裂
Tripolar mitosis

不对称性核分裂
Asymmetrical mitosis

97. 恶性肿瘤细胞的病理性核分裂
Pathalogic mitoses of malignant tumor cells

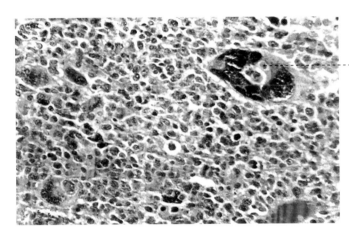

瘤巨细胞
Neoplastic giant cell

98. 恶性肿瘤细胞的异型性和多形性
Atypia and polymorphysm of malignant tumor cells
瘤细胞大小不等、形状不一，核大深染，核浆比例失调，有瘤巨细胞。

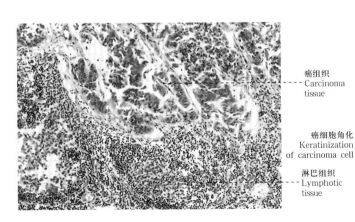

癌组织
Carcinoma tissue

癌细胞角化
Keratinization of carcinoma cell

淋巴组织
Lymphotic tissue

99. 淋巴结转移癌① (腺癌)
Metastatic carcinoma in lymph node ①
(Adenocarcinoma)
淋巴结内出现腺样结构的癌细胞团。

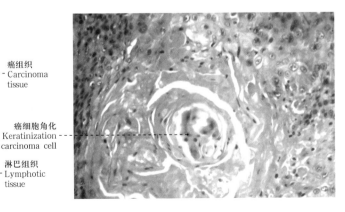

100. 淋巴结转移癌② (鳞癌)
Metastatic carcinoma in lymph node ②
(Squamous carcinoma)
淋巴结内的癌组织有角化和细胞间桥形成。

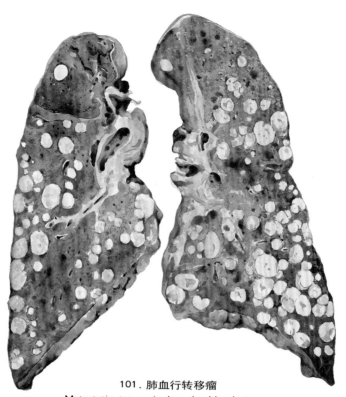

101. 肺血行转移瘤
Metastatic tomor in lung by blood stream
双肺切面见大量多发、散在、境界清楚的灰白色瘤结节，以胸膜下处数量为多，并向胸膜表面隆起。

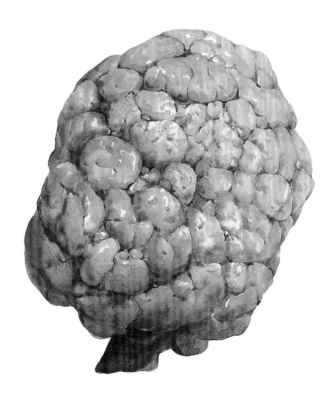

102. 皮肤鳞状上皮乳头状瘤
Squamous epithelial papilloma of skin
肿瘤表面有多数大小不等的乳头状结节，基底部有蒂与皮肤相连。

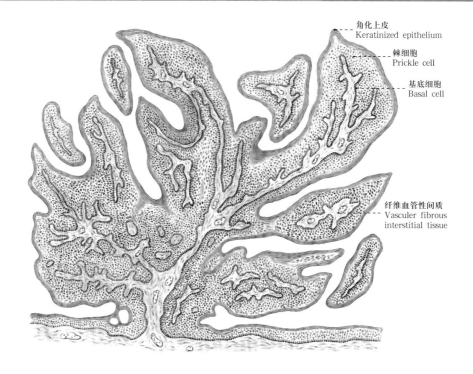

角化上皮
Keratinized epithelium

棘细胞
Prickle cell

基底细胞
Basal cell

纤维血管性间质
Vasculer fibrous interstitial tissue

103. 鳞状上皮乳头状瘤模式图
Diagram showing squamous epithelial papilloma

瘤体中轴为纤维血管组织，多次分支状，表面有鳞状上皮覆盖，上皮细胞分化成熟，肿瘤基底部有蒂。

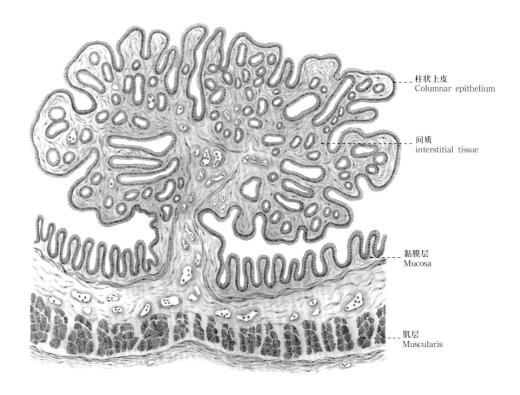

柱状上皮
Columnar epithelium

间质
interstitial tissue

黏膜层
Mucosa

肌层
Muscularis

104. 大肠息肉状腺瘤（腺瘤性息肉）模式图
Diagram showing polypoid adenoma (Adenoid polyp) of large intestine

肿瘤自大肠黏膜发生，被覆肿瘤表面的是腺上皮，柱状细胞成熟，排列整齐，向腺腔内延伸，有纤维血管性中轴（间质），有蒂。

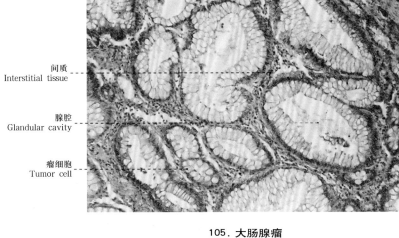

间质
Interstitial tissue

腺腔
Glandular cavity

瘤细胞
Tumor cell

105．大肠腺瘤
Adenoma of large intestine
瘤细胞柱状，含黏液，分化成熟，排列整齐形成腺体，
腺体大小不一，间质为纤维组织，有炎性细胞浸润。

106．皮肤癌
Carcinoma of skin
左足内踝皮肤癌呈菜花样，表面坏死，边界不规则。

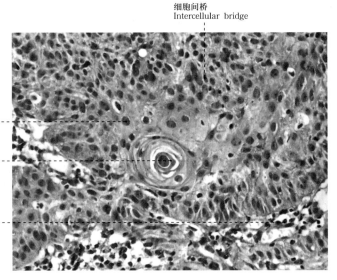

细胞间桥
Intercellular bridge

癌细胞
Carcinoma cell

角化珠
Keratin pearl

间质
Interstitial tissue

107．鳞状细胞癌
Squamous cell carcinoma
癌细胞排列成团块（癌巢），有细胞间桥和角化珠形成，
间质淋巴细胞浸润。

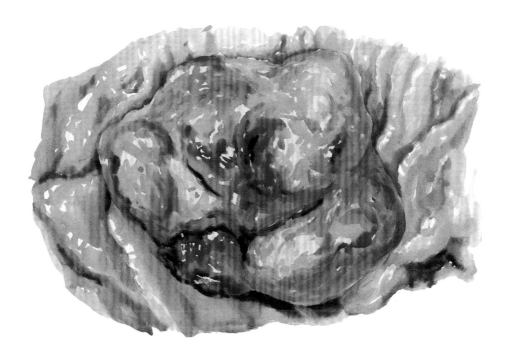

108. 结肠癌①（溃疡型）

Carcinoma of colon ① (Ucerative form)

结肠黏膜处有癌组织生长，癌表面形成较大溃疡，溃疡深且形状不整，溃疡底不平，周边隆起。

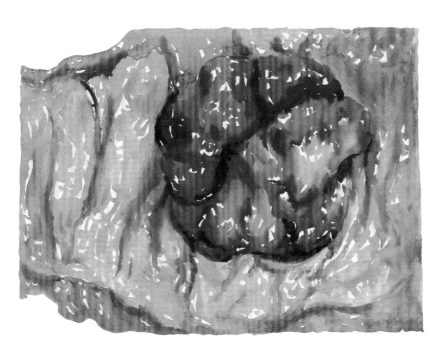

109. 结肠癌②（结节型）

Carcinoma of colon ② (Massive form)

癌呈结节状自结肠黏膜向肠腔内隆起，表面有坏死破溃，凹凸不平，略呈菜花样。

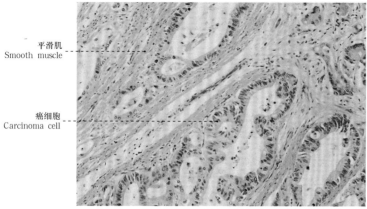

平滑肌
Smooth muscle

癌细胞
Carcinoma cell

110. 腺癌

Adenocarcinoma

癌细胞高柱状，大小不等，排列不整，形成腺管结构，在平滑肌间浸润性生长。本例为结肠腺癌。

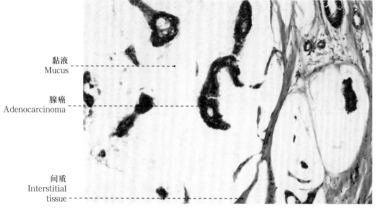

黏液
Mucus

腺癌
Adenocarcinoma

间质
Interstitial
tissue

111. 黏液腺癌

Mucous adenocarcinoma

癌细胞排列成腺样结构，形成大量黏液，癌细胞团漂泊其中，间质中有胶原纤维。

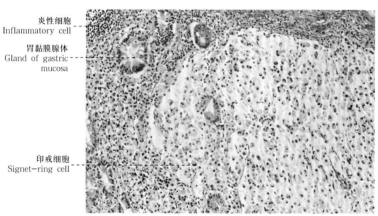

炎性细胞
Inflammatory cell

胃黏膜腺体
Gland of gastric
mucosa

印戒细胞
Signet-ring cell

112. 印戒细胞癌①

Signet—ring cell carcinoma ①

胃黏膜内大量印戒细胞，胃腺体有肠化生。

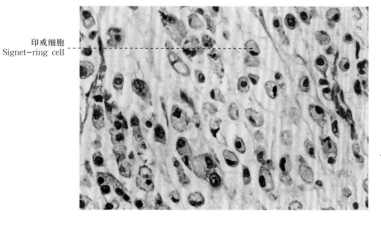

印戒细胞
Signet-ring cell

113. 印戒细胞癌②（高倍）

Signet—ring cell carcinoma ② (High power)

图 112 高倍镜见，癌细胞内含多少不等黏液，含多者的细胞核偏于一侧，呈印戒状，即印戒细胞。

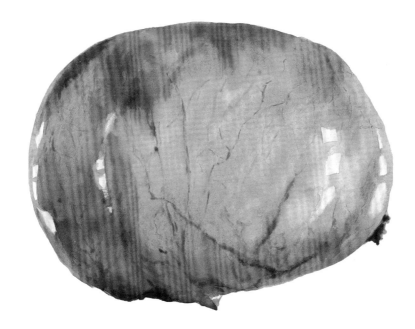

114. 浆液性囊腺瘤

Serous cystadenoma

瘤体椭圆形，表面光滑，有血管，囊性，壁薄，囊内含半透明淡黄色浆液。此瘤最常发生于卵巢。

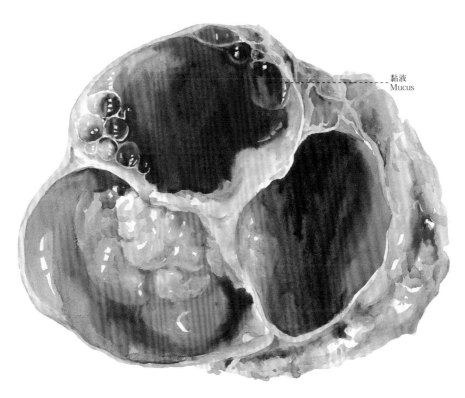

黏液
Mucus

115. 黏液性囊腺瘤①

Mucous cystadenoma ①

肿瘤多房囊性，含黏液，壁光滑，其中一个囊壁上有结节形成。本例为卵巢肿瘤。

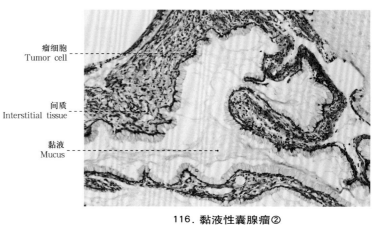

瘤细胞
Tumor cell

间质
Interstitial tissue

黏液
Mucus

116. 黏液性囊腺瘤②
Mucous cystadenoma ②

瘤细胞高柱状，大小相似，核于基底部，胞浆内含黏液，
排列规则，形成腺样结构，腺体规则，分泌黏液，无细胞异型性。

117. 浆液性乳头状囊腺癌①
Serous papillary cystadenocarcinoma ①

肿瘤已剖开，浆液流出，瘤体囊腔内有多数乳头生长，浸润被膜，乳头有坏死。

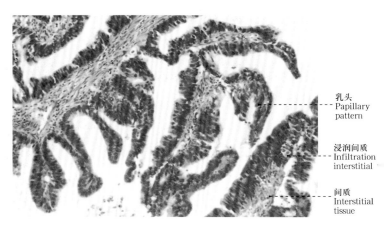

乳头
Papillary pattern

浸润间质
Infiltration interstitial

间质
Interstitial tissue

118. 浆液性乳头状囊腺癌②
Serous papillary cystadenocarcinoma ②

癌细胞柱状或立方，核染色质浓，排列多层，
形成乳头，分泌浆液，浸润性生长。

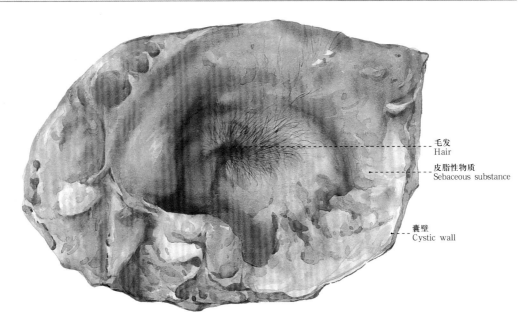

毛发
Hair

皮脂性物质
Sebaceous substance

囊壁
Cystic wall

119. 囊性畸胎瘤（皮样囊肿）
Cytic teratoma（Dermoid cyst）

肿物囊性，囊腔内含皮脂样物，囊壁上见头节，表面附有毛发。

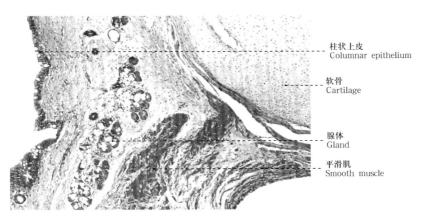

柱状上皮
Columnar epithelium

软骨
Cartilage

腺体
Gland

平滑肌
Smooth muscle

120. 皮样囊肿①
Dermoid cyst ①

瘤组织含腺体、软骨、肌肉等组织。

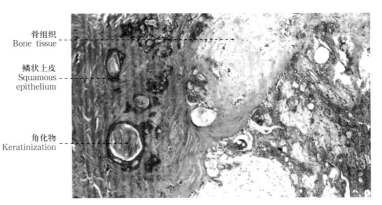

骨组织
Bone tissue

鳞状上皮
Squamous epithelium

角化物
Keratinization

121. 皮样囊肿②
Dermoid cyst ②

瘤组织内含有骨组织、鳞状上皮及角化物等。

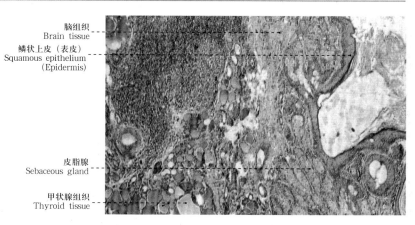

脑组织
Brain tissue

鳞状上皮（表皮）
Squamous epithelium
(Epidermis)

皮脂腺
Sebaceous gland

甲状腺组织
Thyroid tissue

122．皮样囊肿③
Dermoid cyst ③

瘤组织内含角质物、皮肤、皮脂腺、神经组织、甲状腺组织等。

123．纤维瘤①
Fibroma ①

瘤体近椭圆形，表面光滑，有被膜，实体性，质硬，
切面见纵横交错的灰白色纤维束条纹。

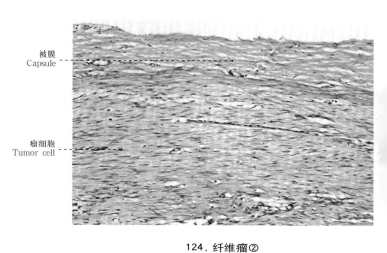

被膜
Capsule

瘤细胞
Tumor cell

124．纤维瘤②
Fibroma ②

瘤细胞纤维细胞样长梭形，胶原纤维多，排列成束，有被膜包绕。

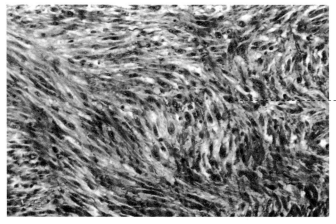

125. 纤维肉瘤

Fibrosarcoma

瘤细胞短梭形，似纤维母细胞样，核染色质丰富，着色深，纤维成分少，瘤细胞密集，略成束，有处似鱼骨刺样，有核分裂。

核分裂
Mitosis

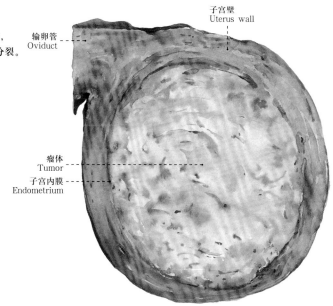

子宫壁
Uterus wall

输卵管
Oviduct

瘤体
Tumor

子宫内膜
Endometrium

126. 子宫平滑肌瘤

Leiomyoma of uterus

子宫体矢状断，肿瘤界限清楚，呈实体性，有纤维走行。子宫腔已被瘤体充满，为子宫黏膜下肌瘤。

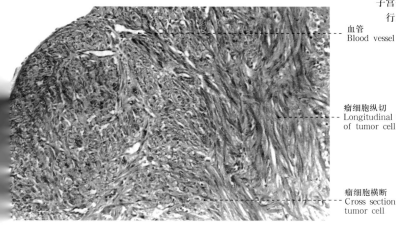

血管
Blood vessel

瘤细胞纵切
Longitudinal section
of tumor cell

瘤细胞横断
Cross section of
tumor cell

127. 平滑肌瘤

Leiomyoma

瘤细胞长梭形，核杆状，似平滑肌细胞，排列成束状，互相编织交错，间质中有小血管。

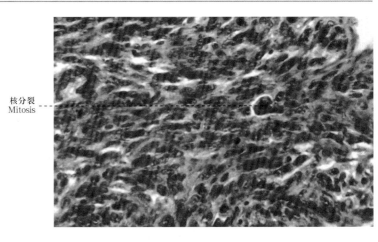

128．平滑肌肉瘤
Leiomyosarcoma
瘤细胞短梭形，密集，异型性显著，核分裂多见。

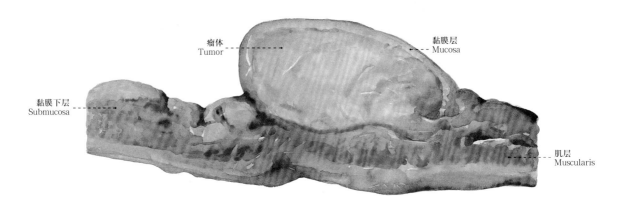

129．小肠脂肪瘤
Lipoma of small intestine
肿瘤位于小肠黏膜下层，局部肠黏膜结节状隆起，黏膜皱襞消失，切面瘤体黄色，近椭圆形，界限清楚，质软。

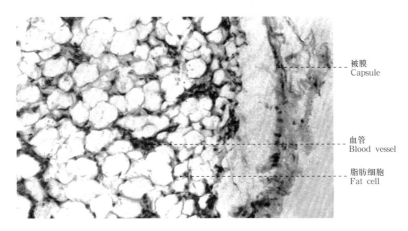

130．脂肪瘤
Lipoma
肿瘤实质由成熟的脂肪细胞构成，纤维间隔多少不等，含小血管。
肿瘤外面有被膜包裹。

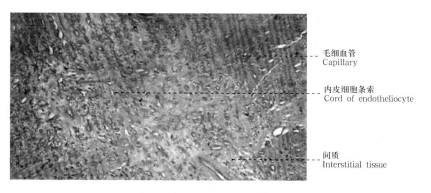

毛细血管
Capillary

内皮细胞条索
Cord of endotheliocyte

间质
Interstitial tissue

131．毛细血管瘤
Capillary hemangioma
肿瘤主要由大量形态不一的毛细血管构成，
有的血管腔已形成，有的血管腔尚未形成，
为一实心内皮细胞条索，间质疏松，水肿状或黏液变样。

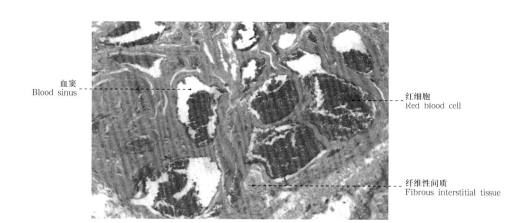

血窦
Blood sinus

红细胞
Red blood cell

纤维性间质
Fibrous interstitial tissue

132．海绵状血管瘤
Cavernous hemagioma
肿瘤主要由大量扩张的血窦构成，血窦大小不一，形状不规则，
窦腔内充满血液，间质为纤维结缔组织。

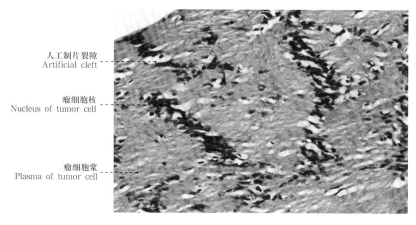

人工制片裂隙
Artificial cleft

瘤细胞核
Nucleus of tumor cell

瘤细胞浆
Plasma of tumor cell

133．神经鞘瘤
Neurinoma
瘤细胞细长，梭形，边界不清，核密集平行排列，形成栅栏状。

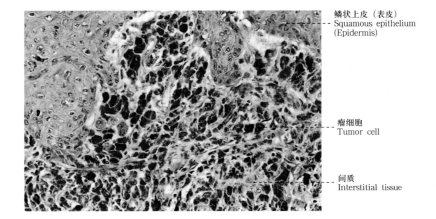

鳞状上皮（表皮）
Squamous epithelium
(Epidermis)

瘤细胞
Tumor cell

间质
Interstitial tissue

134. 黑色素瘤
Melanoma
表皮下大量瘤组织，瘤细胞呈多角形、梭形，核大，
胞浆中含大量黑色素颗粒，瘤细胞呈团块状或弥散分布。

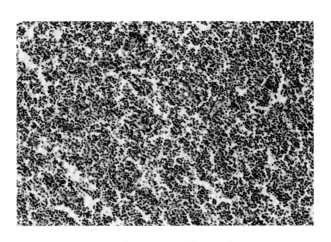

135. 非 Hodgkin 恶性淋巴瘤
Non—Hodgkin malignant lymphoma
淋巴结正常结构消失，淋巴细胞样瘤细胞弥漫性生长。

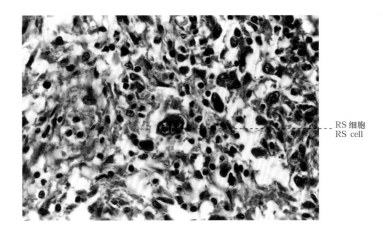

RS 细胞
RS cell

136. Hodgkin 病
Hodgkin disease
瘤组织含淋巴细胞、嗜酸性白细胞和纤维母细胞等多种成分，有特征性镜影细胞（即 Read—Stenberg 细胞，RS cell）。

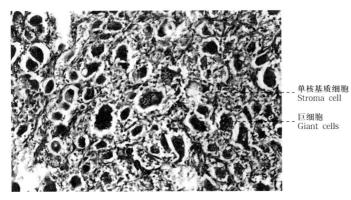

单核基质细胞
Stroma cell

巨细胞
Giant cells

137. 骨巨细胞瘤
Giant cell tumor of bone

骨巨细胞瘤亦称破骨细胞瘤，
以出现多核破骨细胞为特点，形成溶骨性改变。
瘤组织含单核梭形基质细胞和多核瘤巨细胞，血管丰富。基质
细胞是肿瘤主要细胞。多核巨细胞是由单核基质细胞融合而成。

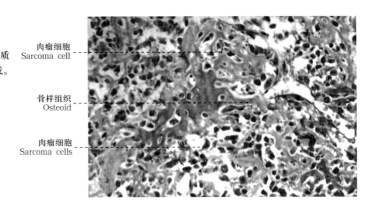

肉瘤细胞
Sarcoma cell

骨样组织
Osteoid

肉瘤细胞
Sarcoma cells

138. 骨肉瘤①
Osteosarcoma ①

瘤细胞形状和大小均不一，多角形和梭形瘤细胞占多数，
瘤细胞直接形成骨样组织。

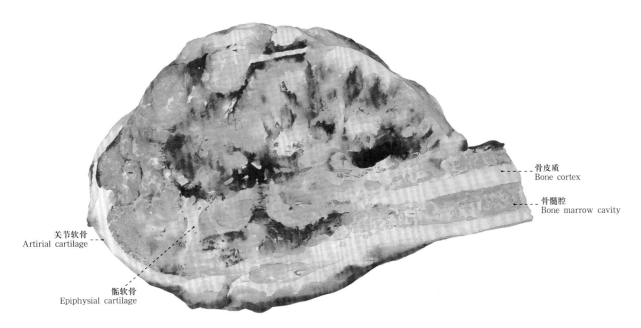

骨皮质
Bone cortex

骨髓腔
Bone marrow cavity

关节软骨
Artirial cartilage

骺软骨
Epiphysial cartilage

139. 骨肉瘤②
Osteosarcoma ②

肱骨上端肿瘤破坏骨质和骺软骨，向周围软组织和髓腔内浸润性生长，有出血、坏死。

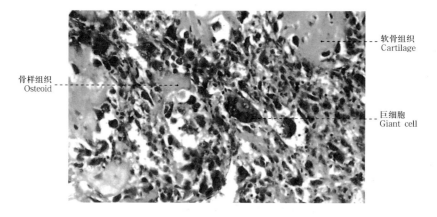

软骨组织
Cartilage

骨样组织
Osteoid

巨细胞
Giant cell

140.骨肉瘤③
Osteosarcoma ③
瘤细胞异型性显著，有多核巨细胞和软骨及骨样组织形成。

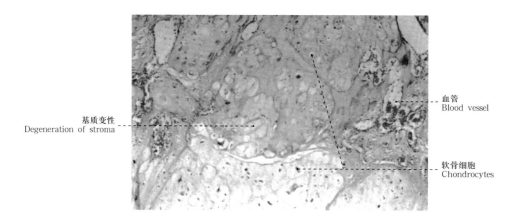

基质变性
Degeneration of stroma

血管
Blood vessel

软骨细胞
Chondrocytes

141.软骨瘤
Chondroma
瘤组织由大量不规则软骨构成，软骨细胞成熟，有基质变性。

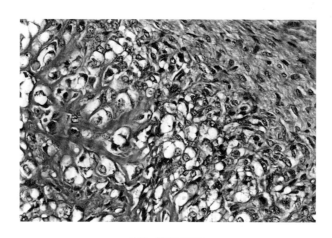

142.软骨肉瘤
Chondrosarcoma
软骨细胞密集，有明显异型性，核大深染，出现双核和核分裂。

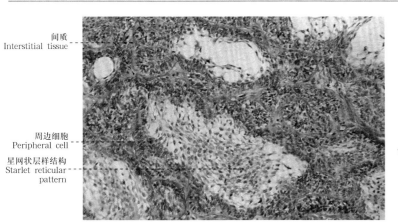

间质
Interstitial tissue

周边细胞
Peripheral cell

星网状层样结构
Starlet reticular
pattern

143. 造釉细胞瘤

Ameloblastoma

下颌骨肿物，由牙胚发生，瘤组织有似造釉器样结构，瘤细胞团块中间为疏松的星网状层，外周为密集深染的周边细胞。

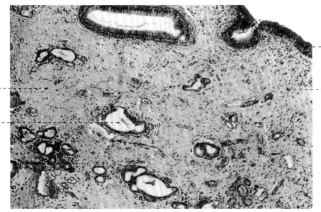

纤毛柱状上皮
Ciliated columnar epithelium

间质
Interstitial tissue

炎性细胞
Inflammatory cell

腺体
Gland

144. 鼻息肉

Nasal polyp

组织表面被覆纤毛柱状上皮，下方间质水肿，腺体增生，少量炎性细胞浸润。

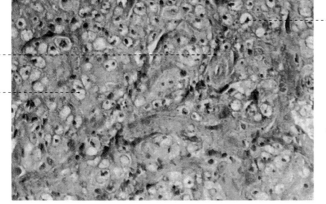

癌细胞
Carcinoma cell

间质细胞
Interstitial cell

癌细胞
Carcinoma cell

145. 鼻咽癌：泡状核细胞癌

Nasapharyngeal carcinoma：Bubble nucleas
cell carcinoma

癌细胞淡染，细胞间界限不清，呈合胞体状，癌细胞成片或巢状，散在淋巴细胞浸润。

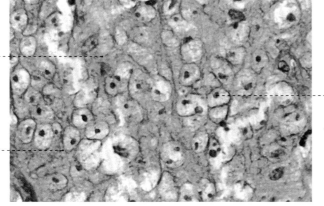

胞浆
Cytoplasm

核仁
Nucleole

核膜
Nucleus
membrane

146. 泡状核细胞癌（高倍）

Bubble nuclear cell carcinoma
(High power)

图145高倍镜下示细胞核大近圆形，空泡状，核仁明显，胞浆界限不清，呈合胞体状。

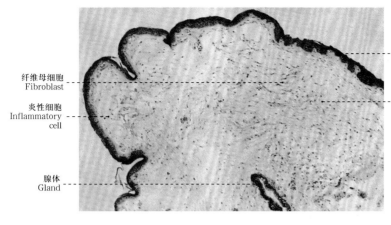

鳞状上皮
Squamous epithelium

纤维母细胞
Fibroblast

炎性细胞
Inflammatory cell

间质水肿
Edema of stroma

腺体
Gland

147.声带息肉①

Polyp of vocal cord ①

为瘤样病变，主要由水肿间质和腺体构成，少量炎性细胞浸润，表面上皮可有轻度增生。

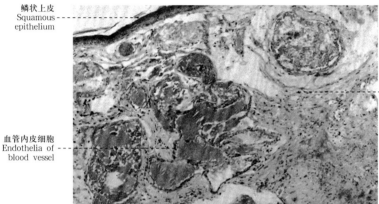

鳞状上皮
Squamous epithelium

纤维母细胞
Fibroblast

血管内皮细胞
Endothelia of blood vessel

148.声带息肉②（血管型）

Polyp of vocal cord ②
(Blood vascular type)

息肉内有多量扩张的血管、一些炎性细胞和纤维母细胞。

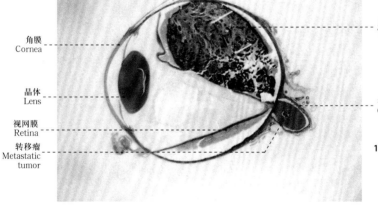

角膜
Cornea

晶体
Lens

视网膜
Retina

转移瘤
Metastatic tumor

肿瘤
Tumor

视神经
Optic nerve

149.视网膜母细胞瘤①

Retinoblastoma ①

肿瘤在眼球内形成肿块，视网膜剥脱，并有视神经转移。

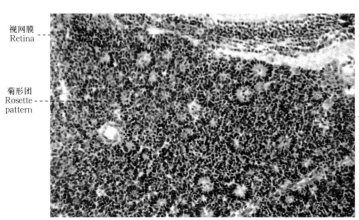

视网膜
Retina

菊形团
Rosette pattern

瘤细胞
Tumor cell

150.视网膜母细胞瘤②

Retinoblastoma ②

瘤细胞小，圆形，几乎呈裸核状，深染，形成菊形团结构。

SYSTEMIC PATHOLOGY

系统病理学

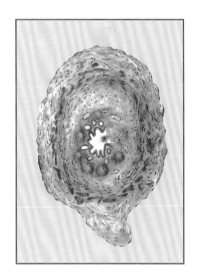

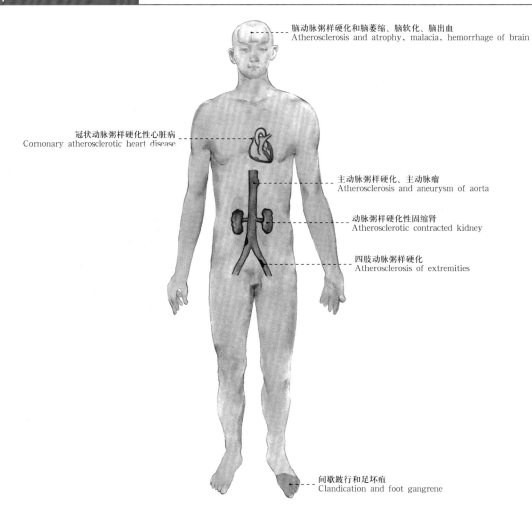

脑动脉粥样硬化和脑萎缩、脑软化、脑出血
Atherosclerosis and atrophy, malacia, hemorrhage of brain

冠状动脉粥样硬化性心脏病
Cornonary atherosclerotic heart disease

主动脉粥样硬化、主动脉瘤
Atherosclerosis and aneurysm of aorta

动脉粥样硬化性固缩肾
Atherosclerotic contracted kidney

四肢动脉粥样硬化
Atherosclerosis of extremities

间歇跛行和足坏疽
Clandication and foot gangrene

151. 动脉粥样硬化及其并发症示意图
Diagram showing atherosclerosis and its complications

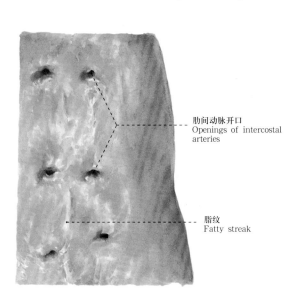

肋间动脉开口
Openings of intercostal arteries

脂纹
Fatty streak

152. 动脉粥样硬化脂纹
Fatty streaks of atherosclerosis of aorta
主动脉内膜出现微隆起的黄色斑点和条纹

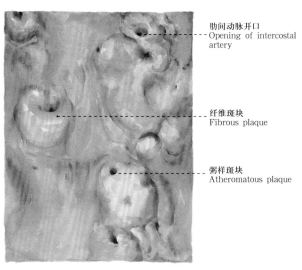

肋间动脉开口
Opening of intercostal artery

纤维斑块
Fibrous plaque

粥样斑块
Atheromatous plaque

153. 动脉粥样硬化斑块
Atherosclerotic plaques
主动脉内膜出现隆起的不规则白色纤维斑块和黄色粥样斑块病变，肋间动脉开口处病变明显。

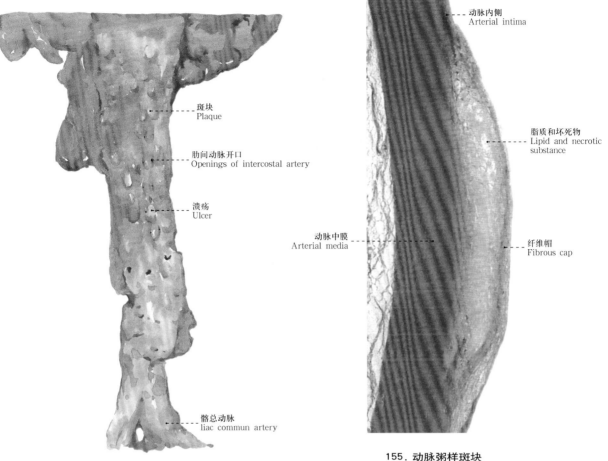

斑块
Plaque

肋间动脉开口
Openings of intercostal artery

溃疡
Ulcer

髂总动脉
liac commun artery

动脉内侧
Arterial intima

脂质和坏死物
Lipid and necrotic substance

动脉中膜
Arterial media

纤维帽
Fibrous cap

154．动脉粥样硬化斑块溃疡
Ulcer of atherosclerotic plaque
主动脉内膜多数斑块隆起，腹主动脉病变重，溃疡形成。

155．动脉粥样斑块
Atherosclerotic plaque
动脉内膜有动脉粥样硬化斑块形成，斑块表面为"纤维帽"，
下方大量脂质和坏死物，动脉中膜受压变薄。

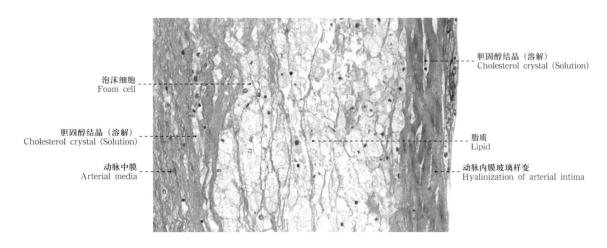

泡沫细胞
Foam cell

胆固醇结晶（溶解）
Cholesterol crystal (Solution)

动脉中膜
Arterial media

胆固醇结晶（溶解）
Cholesterol crystal (Solution)

脂质
Lipid

动脉内膜玻璃样变
Hyalinization of arterial intima

156．动脉粥样硬化①
Atherosclerosis ①
动脉内膜脂质沉积，泡沫细胞形成，纤维组织增生，胆固醇结晶析出。

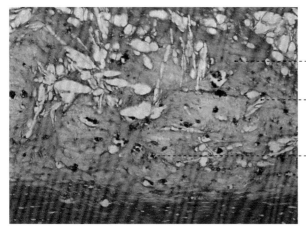

脂质
Lipid

胆固醇结晶（溶解）
Cholesterol crystal
(Solution)

泡沫细胞
Foam cell

157. 动脉粥样硬化②
Atherosclerosis ②
动脉粥样硬化的斑块基底部有多量无定形的脂质、不规则和针状胆
固醇结晶空隙及泡沫细胞。

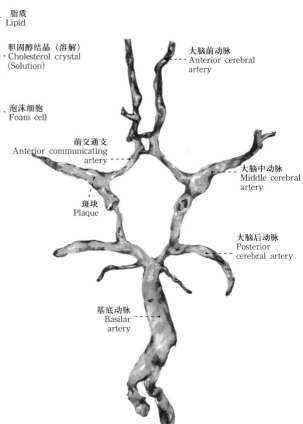

大脑前动脉
Anterior cerebral
artery

前交通支
Anterior communicating
artery

斑块
Plaque

大脑中动脉
Middle cerebral
artery

大脑后动脉
Posterior
cerebral artery

基底动脉
Basilar
artery

158. 脑底动脉粥样硬化
Atherosclerosis at base of brain
脑底动脉粗细不均，有狭窄和扩张，血管壁变硬，扭曲，可透视
粥样斑块，以大脑中动脉和基底动脉病变显著。

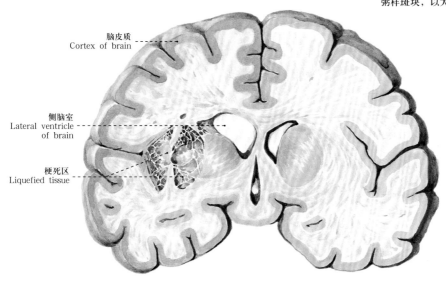

脑皮质
Cortex of brain

侧脑室
Lateral ventricle
of brain

梗死区
Liquefied tissue

159. 脑梗死（脑软化）
Infarct of brain (Cerebral malacia)
大脑额状断面，示一侧丘脑内囊区脑组织梗死液化，吸收后局部呈蜂窝状，界限清楚，该侧脑室扩张。

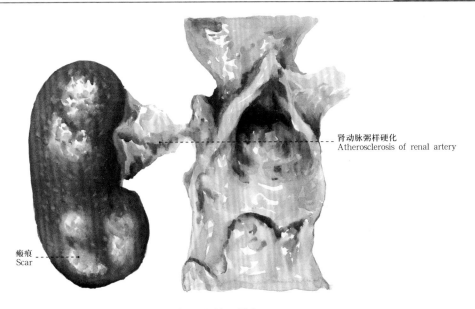

肾动脉粥样硬化
Atherosclerosis of renal artery

瘢痕
Scar

160. 动脉粥样硬化性固缩肾
Atherosclerotic contracted kidney

肾脏体积缩小，质地变硬，表面粗糙，瘢痕凹陷，腹主动脉和肾
动脉均有明显的粥样硬化。

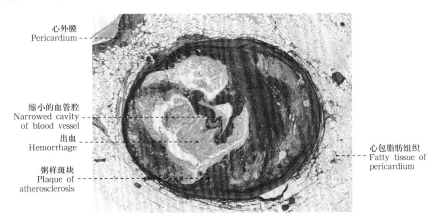

心外膜
Pericardium

缩小的血管腔
Narrowed cavity
of blood vessel

出血
Hemorrhage

弥样斑块
Plaque of
atherosclerosis

心包脂肪组织
Fatty tissue of
pericardium

161. 冠状动脉粥样硬化合并斑块内出血
Coronary atherosclerosis with hemorrhage in plaque

弥样斑块已阻塞动脉大部分，斑块内出血使冠状动脉管腔显著缩小。

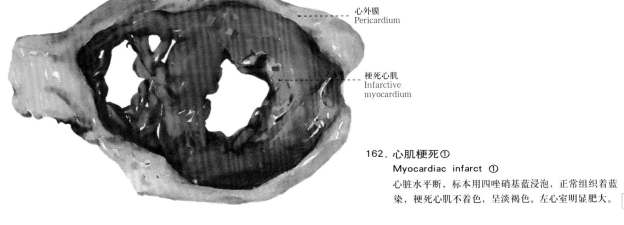

心外膜
Pericardium

梗死心肌
Infarctive
myocardium

162. 心肌梗死①
Myocardiac infarct ①

心脏水平断，标本用四唑硝基蓝浸泡，正常组织着蓝
染，梗死心肌不着色，呈淡褐色。左心室明显肥大。

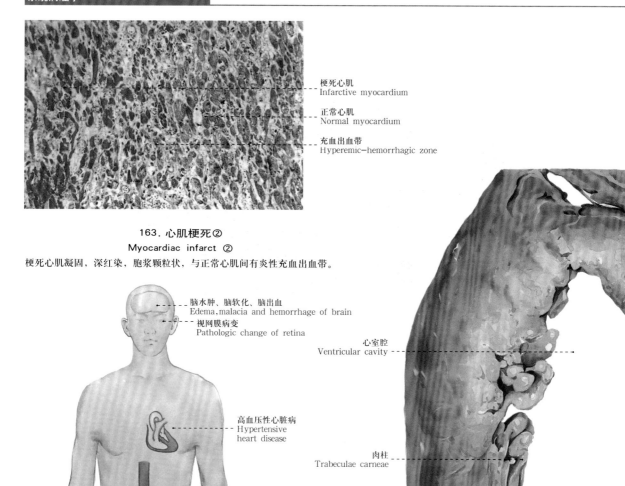

梗死心肌
Infarctive myocardium

正常心肌
Normal myocardium

充血出血带
Hyperemic−hemorrhagic zone

163.心肌梗死②
Myocardiac infarct ②

梗死心肌凝固，深红染，胞浆颗粒状，与正常心肌间有炎性充血出血带。

脑水肿、脑软化、脑出血
Edema,malacia and hemorrhage of brain

视网膜病变
Pathologic change of retina

高血压性心脏病
Hypertensive
heart disease

主动脉粥样硬化
Atherosclorosis of aorta

细动脉性硬化肾
Arteriolar nephrosclerosis

心室腔
Ventricular cavity

肉柱
Trabeculae carneae

164.心肌纤维化
Myocardiac fibrosis

左心室心肌内有多数白色纤维性斑块和条纹，心室腔
被动扩张，肉柱受压变扁。

165.高血压病及其合并症示意图
Diagram showing primary hypertension and its complications

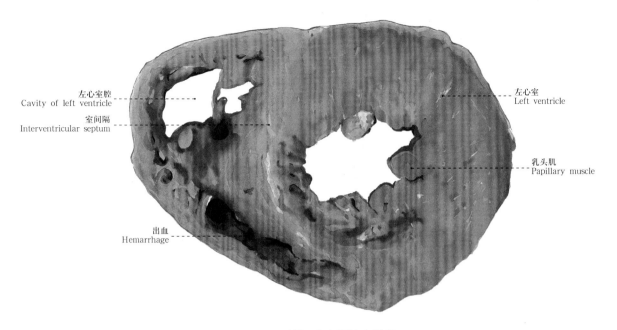

左心室腔
Cavity of left ventricle

室间隔
Interventricular septum

出血
Hemarrhage

左心室
Left ventricle

乳头肌
Papillary muscle

166. 高血压性心脏病
Hypertensive heart disease
心脏横断面，示左心室壁明显增厚，乳头肌和肉柱增粗，变圆，心脏重量增加，左心室腔相对较小，呈向心性肥大，合并心肌内出血。

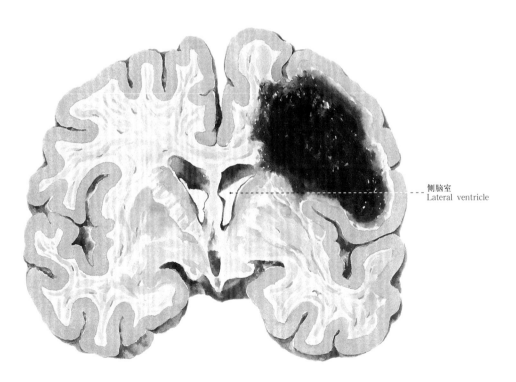

侧脑室
Lateral ventricle

167. 脑出血
Hemorrhage of brain
大脑额状断面，示额顶颞部脑皮质下大块出血，表面脑组织显著肿胀，血液尚未进入侧脑室。

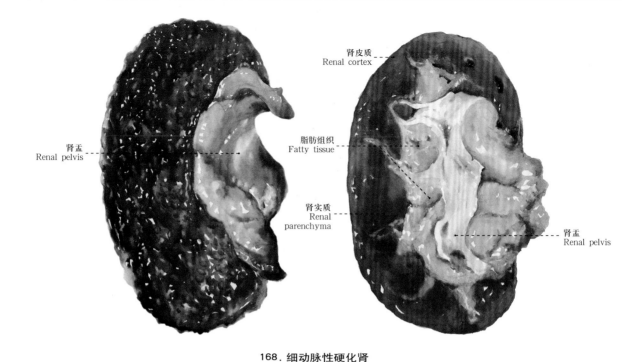

肾皮质
Renal cortex

脂肪组织
Fatty tissue

肾实质
Renal
parenchyma

肾盂
Renal pelvis

肾盂
Renal pelvis

168. 细动脉性硬化肾
Arteriolar nephrosclerosis

肾脏体积缩小，表面细颗粒状，质硬，切面肾实质萎缩变薄，尤以皮质明显，肾盂扩大，肾盂周围脂肪增生填充。

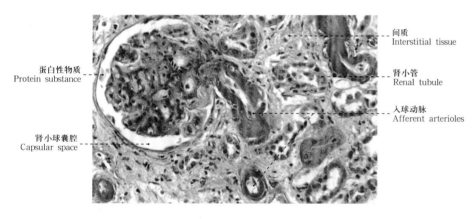

间质
Interstitial tissue

蛋白性物质
Protein substance

肾小管
Renal tubule

入球动脉
Afferent arterioles

肾小球囊腔
Capsular space

169. 高血压病肾①
Kidney of hypertension ①

肾小球入球动脉管壁增厚，均匀粉染，呈玻璃样变，球囊内少量蛋白，
小球血管腔变窄，纤维性间质数量增多，肾小管有死后自溶性改变。

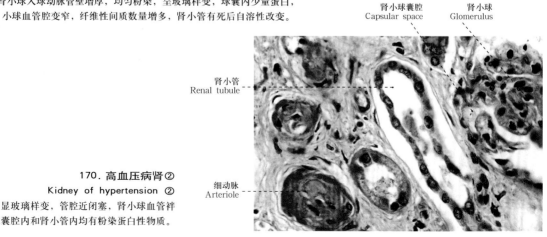

肾小球囊腔
Capsular space

肾小球
Glomerulus

肾小管
Renal tubule

细动脉
Arteriole

170. 高血压病肾②
Kidney of hypertension ②

肾细动脉明显玻璃样变，管腔近闭塞，肾小球血管祥
几乎闭合，球囊腔内和肾小管内均有粉染蛋白性物质。

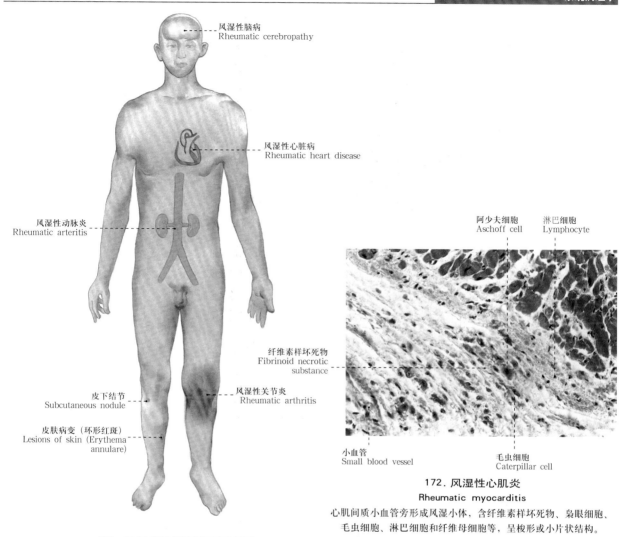

风湿性脑病
Rheumatic cerebropathy

风湿性心脏病
Rheumatic heart disease

风湿性动脉炎
Rheumatic arteritis

纤维素样坏死物
Fibrinoid necrotic substance

风湿性关节炎
Rheumatic arthritis

皮下结节
Subcutaneous nodule

皮肤病变（环形红斑）
Lesions of skin (Erythema annulare)

阿少夫细胞
Aschoff cell

淋巴细胞
Lymphocyte

小血管
Small blood vessel

毛虫细胞
Caterpillar cell

171. 风湿病的器官病变示意图
Diagram showing rheumatic organic lesions

172. 风湿性心肌炎
Rheumatic myocarditis

心肌间质小血管旁形成风湿小体，含纤维素样坏死物、枭眼细胞、毛虫细胞、淋巴细胞和纤维母细胞等，呈梭形或小片状结构。

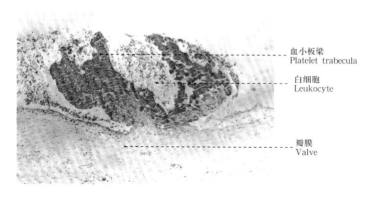

血小板梁
Platelet trabecula

白细胞
Leukocyte

瓣膜
Valve

173. 风湿性急性疣状心内膜炎①
Rheumatic acute verrucous endocarditis ①

心瓣膜表面形成赘生物，赘生物为白色血栓，含粉染颗粒状血小板梁和小梁间白细胞、纤维素，基底部瓣膜黏液变性，巨噬细胞增生。

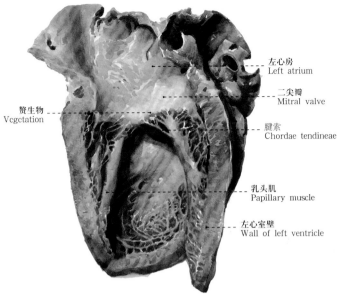

左心房
Left atrium

二尖瓣
Mitral valve

赘生物
Vegetation

腱索
Chordae tendineae

乳头肌
Papillary muscle

左心室壁
Wall of left ventricle

174. 风湿性急性疣状心内膜炎②
Rheumatic acute verrucous endocarditis ②

标本显示左心房二尖瓣闭锁缘上有一单行排列整齐的灰白半透明、细砂粒样赘生物。瓣膜本身菲薄，腱索乳头肌正常。

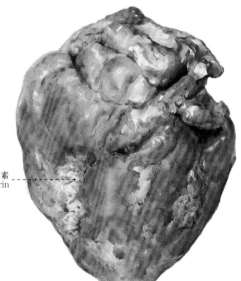

纤维素
Fibrin

175. 风湿性心包炎（绒毛心）
Rheumatic pericarditis (Cor villosum)

心外膜失去正常光泽，表面有多量纤维素渗出，呈绒毛状。

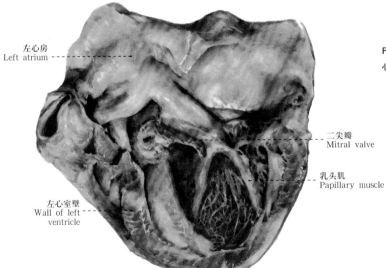

左心房
Left atrium

二尖瓣
Mitral valve

乳头肌
Papillary muscle

左心室壁
Wall of left
ventricle

176. 二尖瓣狭窄和关闭不全
Mitral stenosis and insufficiency

二尖瓣明显增厚、短缩、变硬，瓣叶粘连。腱索和乳头肌短缩，粘连。左心房扩张，心内膜限局性增厚，左心室扩张不明显，说明本例以狭窄为主。

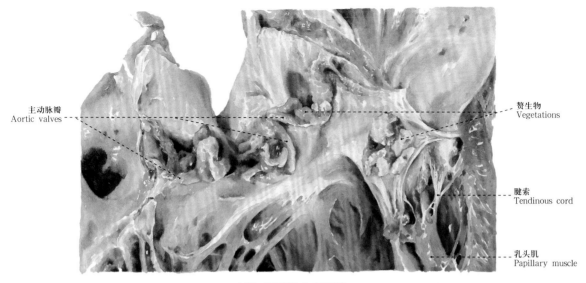

主动脉瓣
Aortic valves

赘生物
Vegetations

腱索
Tendinous cord

乳头肌
Papillary muscle

177. 细菌性心内膜炎
Bacterial endocarditis

在主动脉瓣、二尖瓣和腱索上都有赘生物形成，赘生物大，息肉状，疏松，易脱落，瓣膜发生穿孔。

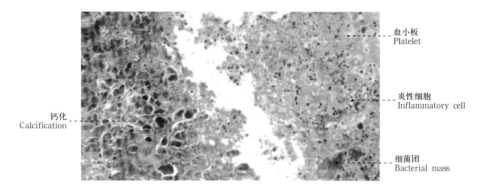

血小板
Platelet

炎性细胞
Inflammatory cell

钙化
Calcification

细菌团
Bacterial mass

178. 亚急性细菌性心内膜炎
Subacute bacterial endocarditis

赘生物为感染性血栓，除血小板纤维素外含细菌团、钙化物和炎性细胞。

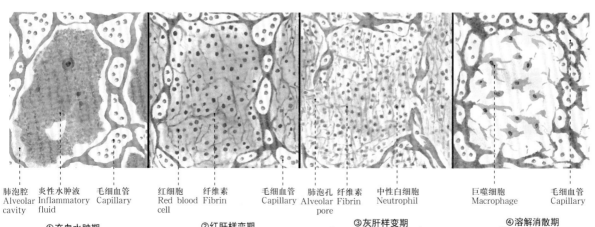

肺泡腔
Alveolar cavity

炎性水肿液
Inflammatory fluid

毛细血管
Capillary

红细胞
Red blood cell

纤维素
Fibrin

毛细血管
Capillary

肺泡孔
Alveolar pore

纤维素
Fibrin

中性白细胞
Neutrophil

巨噬细胞
Macrophage

毛细血管
Capillary

①充血水肿期
Stage of congestion
肺泡壁充血，肺泡腔内充满水肿液。

②红肝样变期
Stage of red hepatization
肺泡腔内多量纤维素和红细胞渗出。

③灰肝样变期
Stage of gray hepatization
渗出物为中性白细胞和纤维素，纤维素通过肺泡孔相连结。肺泡壁血管受压。

④溶解消散期
Stage of solution
纤维素溶解、液化，白细胞变性、坏死，出现巨噬细胞，肺泡壁充血。

179. 大叶性肺炎病变分期模式图
Diagram showing pathologic stages of lobar pneumonia

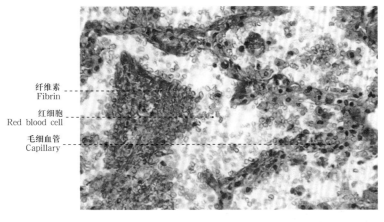

纤维素
Fibrin

红细胞
Red blood cell

毛细血管
Capillary

180. 大叶性肺炎，红肝样变期①
Lobar pneumonia, stage of red hepatization ①
肺泡腔内多量纤维素渗出，纤维素网眼内有大量红细胞，肺泡壁充血。

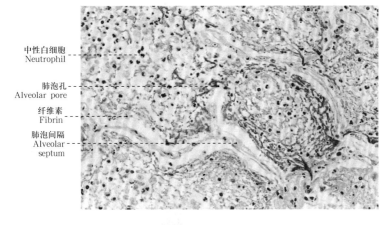

中性白细胞
Neutrophil

肺泡孔
Alveolar pore

纤维素
Fibrin

肺泡间隔
Alveolar septum

181. 大叶性肺炎，灰肝样变期①
Lobar pneumonia, stage of gray hepatization ①
肺泡腔内纤维素更多，通过肺泡孔连结，多量中性白细胞渗出，肺泡壁毛细血管受压闭合

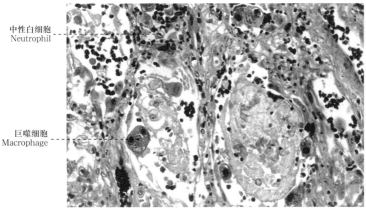

中性白细胞
Neutrophil

巨噬细胞
Macrophage

182. 大叶性肺炎，溶解消散期
Lobar pneumonia, stage of solution
中性白细胞变性，纤维素溶解，巨噬细胞进行吞噬，肺泡壁充血。

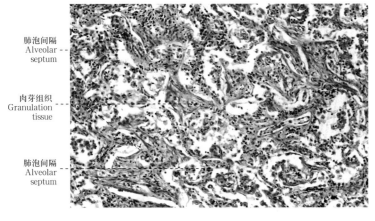

肺泡间隔
Alveolar septum

肉芽组织
Granulation tissue

肺泡间隔
Alveolar septum

183. 肺肉质变
Pulmonary carnification
肺泡腔内有肉芽组织生长和纤维化。

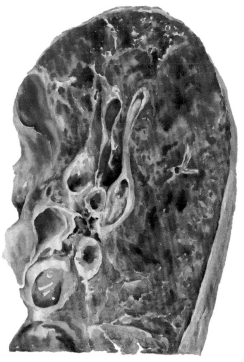

184. 大叶性肺炎，红肝样变期②

Lobar pneumonia, stage of red hepatization ②

肺上叶饱满感，切面充血，病变累及 1 个大叶，色红褐，一致性变实，
无正常海绵状结构，硬度增加，似肝脏样。

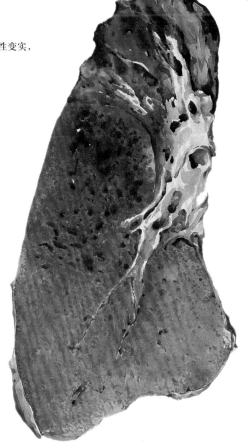

185. 大叶性肺炎，灰肝样变期②

Lobar pneumonia, stage of gray hepatization ②

肺下叶僵挺，一致性实变，切面粗糙，细颗粒状，色灰，硬如肝样。

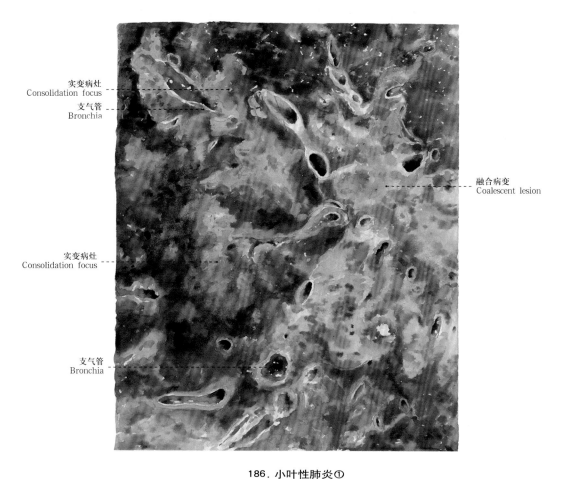

实变病灶
Consolidation focus

支气管
Bronchia

融合病变
Coalescent lesion

实变病灶
Consolidation focus

支气管
Bronchia

186. 小叶性肺炎①
Lobular pneumonia ①

肺切面见实变病灶以支气管为中心，面积多为小叶范围，有融合病灶，形成小片实变。
实变区黄白或灰白，肺组织充血及气肿苍白，使肺切面呈斑驳状。

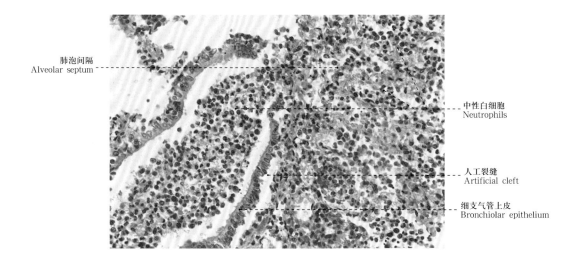

肺泡间隔
Alveolar septum

中性白细胞
Neutrophils

人工裂缝
Artificial cleft

细支气管上皮
Bronchiolar epithelium

187. 小叶性肺炎②
Lobular pneumonia ②

肺细支气管及周围肺泡腔内均有大量炎性渗出物，含多量中性白细胞，一些浆液、纤维素等，肺泡间隔充血。

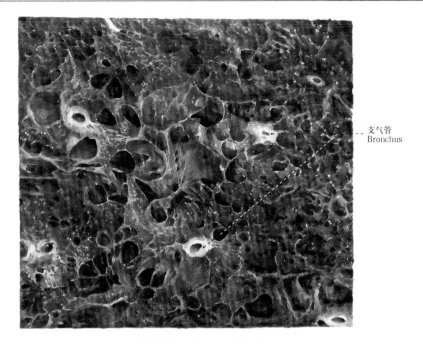

188. 阻塞性肺气肿（全腺泡型）

Obstructive emphysema (Panacinar)

肺组织中肺泡管、肺泡囊和肺泡呈弥漫性均匀扩张，使肺切面呈蜂窝状。

支气管
Bronchus

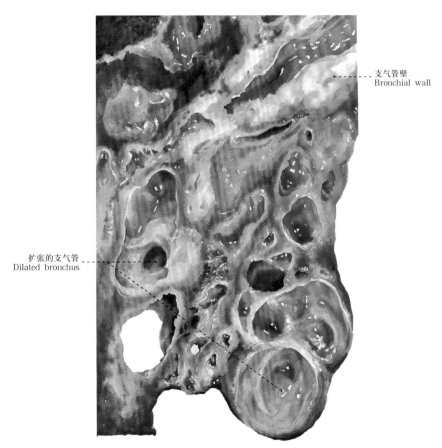

支气管壁
Bronchial wall

扩张的支气管
Dilated bronchus

189. 支气管扩张症

Bronchiectasis

肺切面见支气管呈囊状扩张，多数支气管受累，管腔内渗出物已流失。

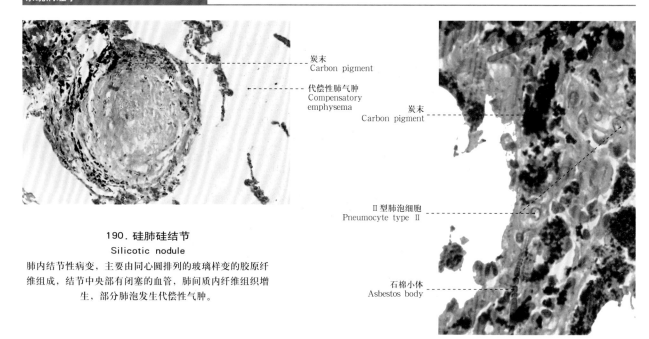

炭末
Carbon pigment

代偿性肺气肿
Compensatory
emphysema

炭末
Carbon pigment

Ⅱ型肺泡细胞
Pneumocyte type Ⅱ

石棉小体
Asbestos body

190. 硅肺硅结节
Silicotic nodule

肺内结节性病变，主要由同心圆排列的玻璃样变的胶原纤维组织组成，结节中央部有闭塞的血管，肺间质内纤维组织增生，部分肺泡发生代偿性气肿。

191. 肺石棉沉着症
Asbestosis of lung

Ⅱ型肺泡细胞增生和脱落。石棉小体分节状、黄褐色，周围有淋巴细胞浸润，另见弥漫性纤维化。

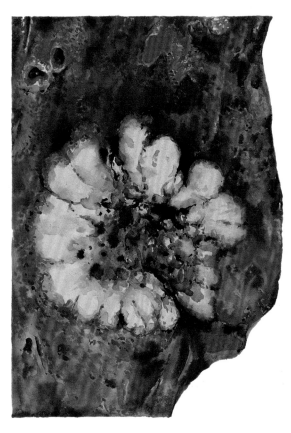

192. 肺癌（周边型）
Lung carcinoma (Peripheral type)

肺内肿瘤于胸膜下，呈灰白色，边界不整，中心部有坏死、出血。

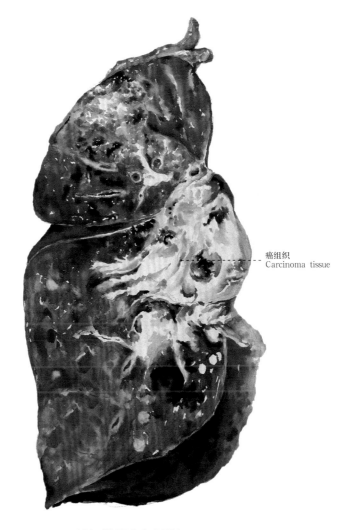

癌组织
Carcinoma tissue

193. 肺癌（中心型）
Lung carcinoma（Central type）
肺门处肿瘤灰白色，质硬，呈树根状向肺内浸润，肺门淋巴结肿大，灰白色，与瘤体融合。

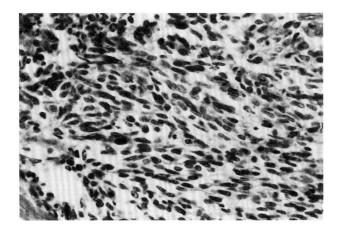

194. 肺小细胞癌
Small cell carcinoma of lung
癌细胞排列密集，短梭形，核深染，胞浆甚少，裸核状，似燕麦粒。

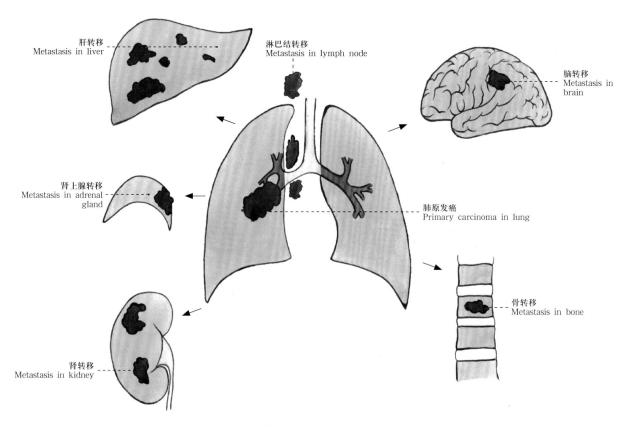

肝转移
Metastasis in liver

淋巴结转移
Metastasis in lymph node

脑转移
Metastasis in brain

肾上腺转移
Metastasis in adrenal gland

肺原发癌
Primary carcinoma in lung

骨转移
Metastasis in bone

肾转移
Metastasis in kidney

195. 肺癌扩散示意图
Diagram showing spread of lung carcinoma

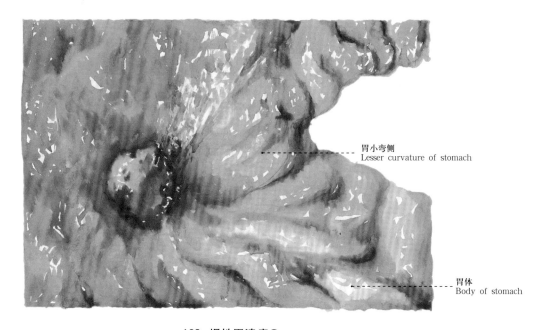

胃小弯侧
Lesser curvature of stomach

胃体
Body of stomach

196. 慢性胃溃疡①
Chronic gastric ulcer ①

胃小弯近幽门处有一溃疡，圆形，直径约1 cm， 边缘整齐，周围黏膜皱襞质软，呈放射状走行，溃疡底较平坦。

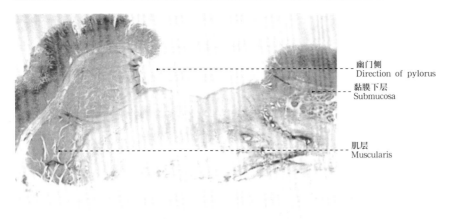

幽门侧
Direction of pylorus

黏膜下层
Submucosa

肌层
Muscularis

197. 慢性胃溃疡②
Chronic gastric ulcer ②

胃壁纵断，见组织缺损，形成溃疡，溃疡深达肌层，溃疡底深层有结缔
组织增生，溃疡向幽门侧潜行。

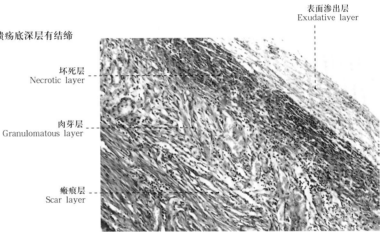

表面渗出层
Exudative layer

坏死层
Necrotic layer

肉芽层
Granulomatous layer

瘢痕层
Scar layer

198. 慢性胃溃疡底部
Ground of chronic ulcer

慢性胃溃疡底部自上而下分为4层。

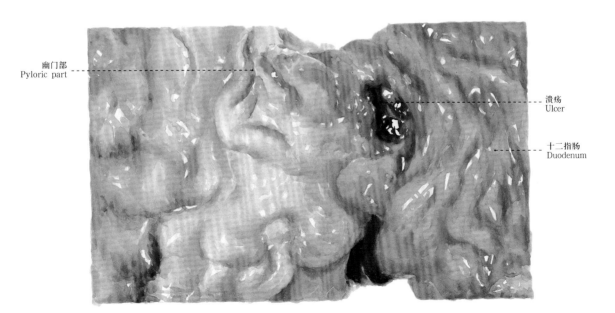

幽门部
Pyloric part

溃疡
Ulcer

十二指肠
Duodenum

199. 十二指肠溃疡
Duodenal ulcer

溃疡于十二指肠起始部，长椭圆形，边缘整齐。

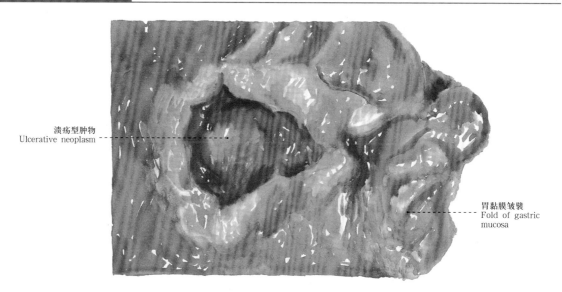

胃黏膜皱襞
Fold of gastric
mucosa

溃疡型肿物
Ulcerative neoplasm

200. 溃疡型胃癌
Ulcerative type of gastric carcinoma
胃肿物呈溃疡型，溃疡体积较大，形状不规则，边缘堤状隆起，质硬脆，底凹凸不平，污秽状。

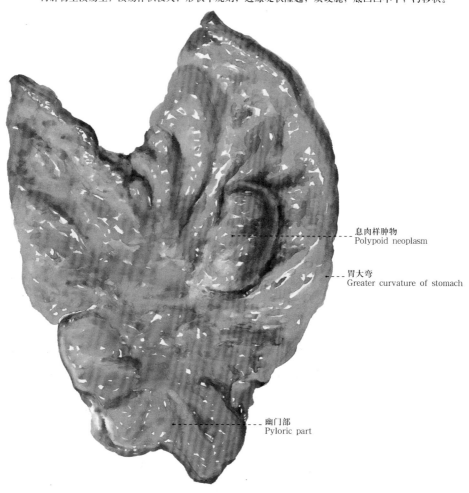

息肉样肿物
Polypoid neoplasm

胃大弯
Greater curvature of stomach

幽门部
Pyloric part

201. 息肉型胃癌
Polypoid type of gastric carcinoma
剖开胃大弯，见肿瘤于胃体部，呈息肉样突出于胃黏膜，表面有出血和浅表溃疡，基底部界限不清，浸润性生长。

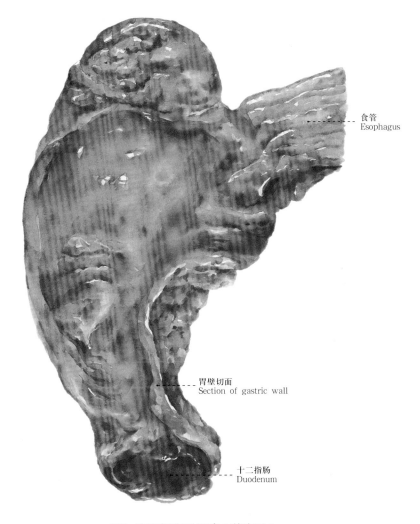

食管
Esophagus

胃壁切面
Section of gastric wall

十二指肠
Duodenum

202. 弥漫浸润型胃癌（革囊胃）
Diffuse invasive type of gastric carcinoma (Linitis plastica)

标本示胃前壁黏膜及食管末段，胃壁弥漫性增厚，变硬，切面见癌组织浸润，胃黏膜皱襞已消失或僵硬，胃壁似皮革状。

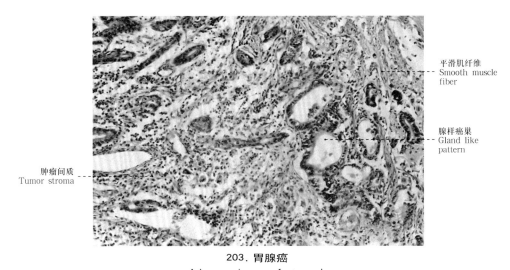

平滑肌纤维
Smooth muscle fiber

腺样癌巢
Gland like pattern

肿瘤间质
Tumor stroma

203. 胃腺癌
Adenocarcinoma of stomach

胃壁内有多数腺样癌巢，浸润胃壁平滑肌，间质内多量炎性细胞浸润。

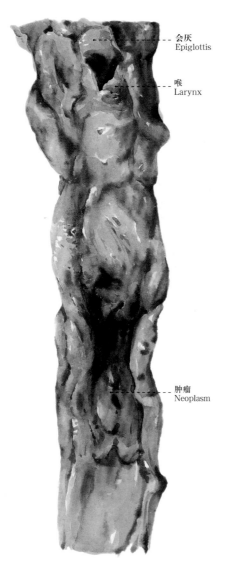

会厌
Epiglottis

喉
Larynx

肿瘤
Neoplasm

204．食管癌
Carcinoma of esophagus

食管中段肿物，局部管壁增厚，管腔狭窄，肿瘤形成溃疡，
表面有出血、坏死。（食管从背侧剪开）

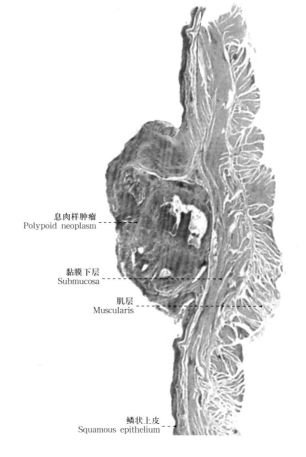

息肉样肿瘤
Polypoid neoplasm

黏膜下层
Submucosa

肌层
Muscularis

鳞状上皮
Squamous epithelium

205．早期食管癌
Carcinoma of esophagus in early stage

食管鳞状上皮增生恶变，形成息肉样肿物向腔内突出，黏膜下层尚未受累。

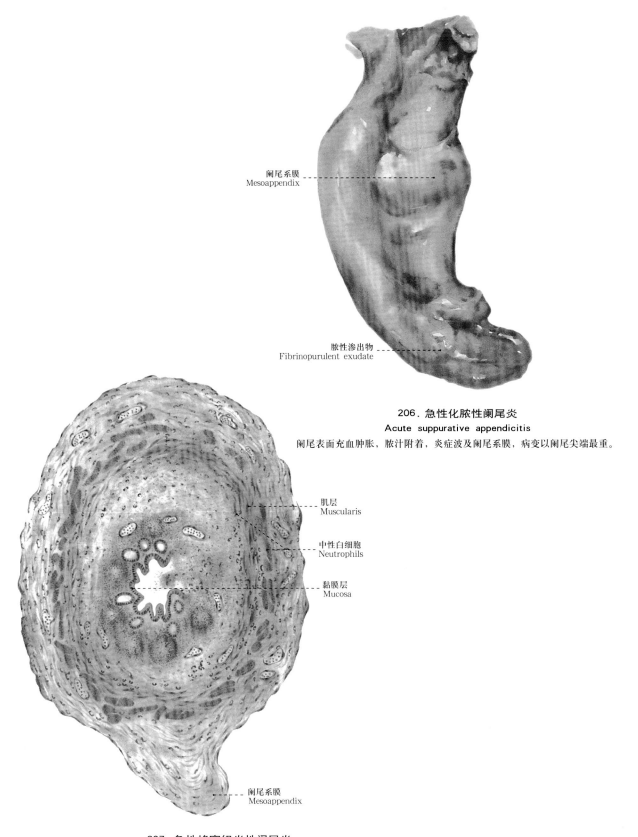

阑尾系膜
Mesoappendix

脓性渗出物
Fibrinopurulent exudate

206. 急性化脓性阑尾炎
Acute suppurative appendicitis
阑尾表面充血肿胀，脓汁附着，炎症波及阑尾系膜，病变以阑尾尖端最重。

肌层
Muscularis

中性白细胞
Neutrophils

黏膜层
Mucosa

阑尾系膜
Mesoappendix

207. 急性蜂窝织炎性阑尾炎
Acute phlegmonous appendicitis
阑尾腔内炎性坏死物，黏膜上皮部分坏死脱落，中性白细胞弥漫性浸润壁内各层，血管扩张充血。

淋巴细胞
Lymphocyte

气球样细胞
Ballooning cell

点状坏死
Spotty necrosis

肝细胞水样变性
Hydropic degeneration of hepatocyte

Kupffer 细胞
Kupffer cell

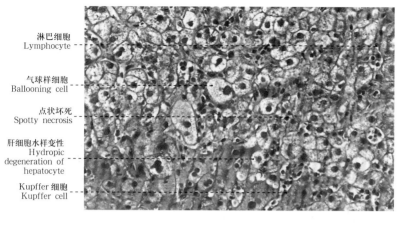

208. 急性病毒性肝炎，轻型①
Acute viral hepatitis, mild type ①
肝细胞水样变性，出现气球样细胞，点状坏死，Kupffer 细胞增生，淋巴细胞浸润。

碎片状坏死
Piecemeal necrosis

凋亡小体
Apoptotic body

肝细胞水样变性
Hydropic degeneration of hepatocyte

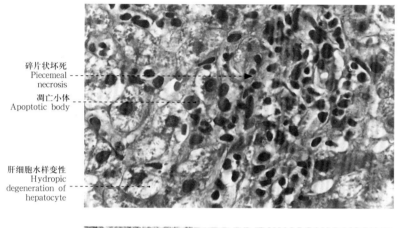

209. 急性病毒性肝炎，轻型②（高倍）
Acute viral hepatitis, mild type ② (High power)
肝组织碎片状坏死，凋亡小体形成，肝细胞水样变性。

汇管区炎症
Inflammation of portal area

纤维组织
Fibrous tissue

肝索
Hepatocytic cord

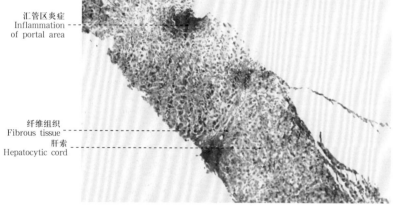

210. 慢性病毒性肝炎，中度
Chronic viral hepatitis, middle egreen
肝穿刺组织，汇管区炎症和碎片状坏死明显，肝小叶界板破坏，多个纤维组织间隔形成。

汇管区
Portal area

中央静脉
Central vein

肝索
Hepatocytic cord

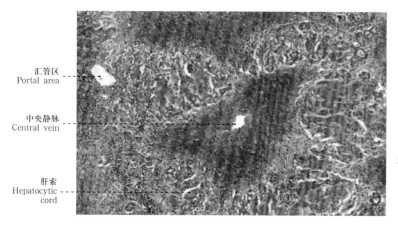

211. 亚急性重型肝炎
Subacute severe hepatitis
中央静脉周围肝细胞广泛坏死、出血，残存小叶周边部肝细胞有变性，炎症明显。

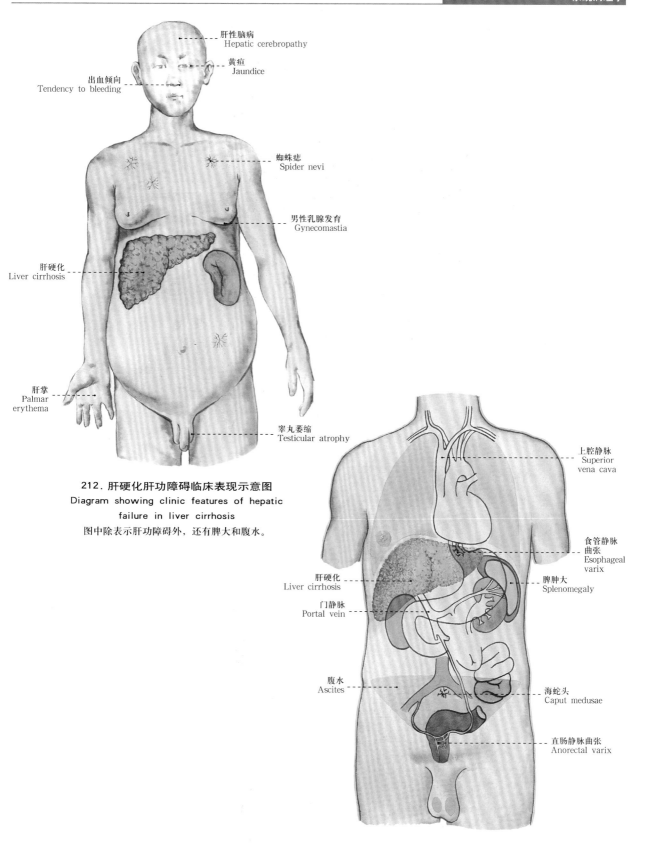

212. 肝硬化肝功障碍临床表现示意图
Diagram showing clinic features of hepatic
failure in liver cirrhosis
图中除表示肝功障碍外，还有脾大和腹水。

213. 肝硬化的门脉高压临床表现示意图
Diagram showing clinic features of
portal hypertension in liver cirrhosis

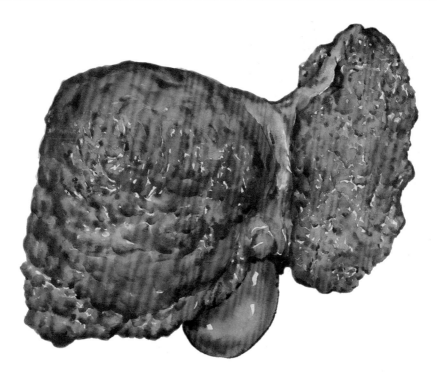

214. 门脉性肝硬化①

Portal cirrhosis ①

肝脏体积缩小，重量减轻，表面呈弥漫性小结节状，结节大小相似，质硬，褐色。

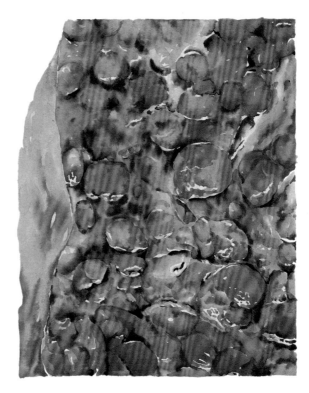

215. 门脉性肝硬化②（局部）

Portal cirrhosis ② (Part)

肝脏切面呈弥漫性小圆形结节状，色黄褐，大小近似，不超过 1 cm，周围结缔组织收缩凹陷，肝被膜增厚。

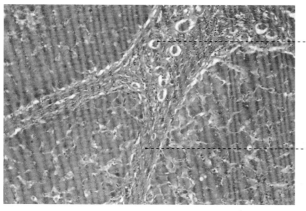

小胆管
Bile ductule

纤维间隔
Fibrous septum

216. 门脉性肝硬化③
Portal cirrhosis ③

肝内结缔组织增生，形成间隔，假小叶形成，结缔组织内有小胆管
增生和以淋巴细胞为主的炎性细胞浸润，肝细胞变性。

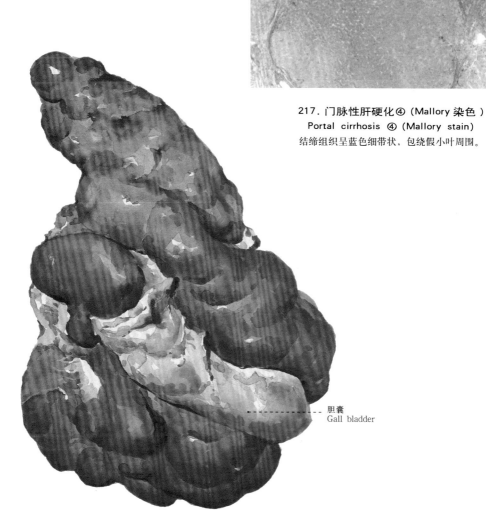

217. 门脉性肝硬化④（Mallory 染色）
Portal cirrhosis ④（Mallory stain）

结缔组织呈蓝色细带状，包绕假小叶周围。

胆囊
Gall bladder

218. 坏死后性肝硬化①
Postnecrotic cirrhosis ①

肝脏体积缩小，重量减轻，色黄褐，质硬，结节大小不等，多数粗大，肝脏已变形，有"土豆肝"之称。

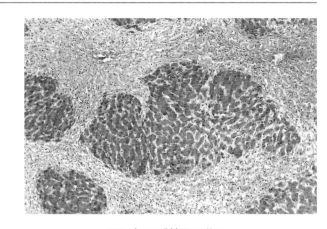

219. 坏死后性肝硬化②
Postnecrotic cirrhosis ②

肝正常小叶结构不见，代之以大小不等的假小叶，假小叶形状不规整，
周围纤维间隔宽，其中炎性浸润和胆管增生均显著。

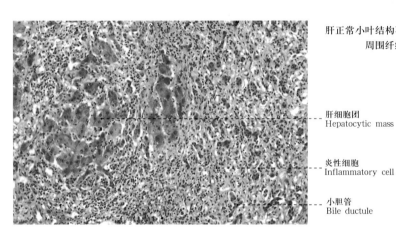

肝细胞团
Hepatocytic mass

炎性细胞
Inflammatory cell

小胆管
Bile ductule

220. 坏死后性肝硬化③（高倍）
Postnecrotic cirrhosis ③ (High power)

肝组织大量坏死，少数残留肝细胞增生，呈孤岛状，结缔组织增生，纤维间隔广阔，炎
性细胞增多，小胆管增生明显。此例为坏死后肝硬化早期，由亚急性肝坏死迁延而来。

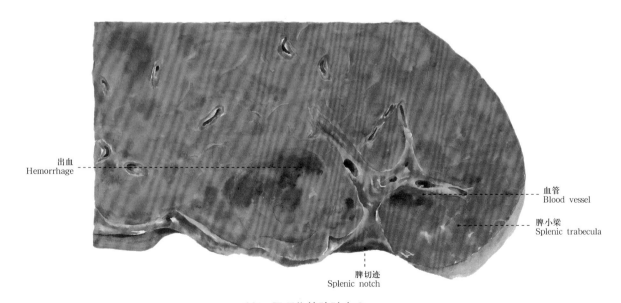

出血
Hemorrhage

血管
Blood vessel

脾小梁
Splenic trabecula

脾切迹
Splenic notch

221. 肝硬化的脾肿大①
Splenomegaly in liver cirrhosis ①

脾脏体积显著增大，重量增加，被膜紧张，切面平滑，颜色暗红，硬度增加，脾小体萎缩。

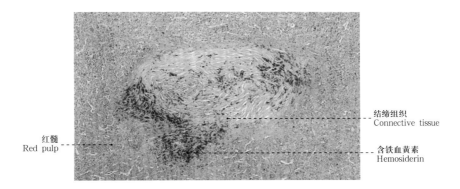

222. 肝硬化的脾肿大②

Splenomegaly in liver cirrhosis ②

脾脏白髓萎缩，红髓扩大，结缔组织增生，有含铁血黄素沉积，形成含铁结节。

结缔组织
Connective tissue

红髓
Red pulp

含铁血黄素
Hemosiderin

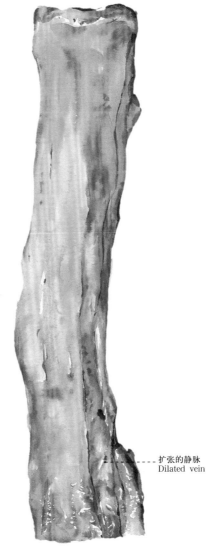

扩张的静脉
Dilated vein

223. 食管静脉曲张

Esophageal varix

食管下段黏膜下静脉丛扩张，易见向黏膜表面膨出。

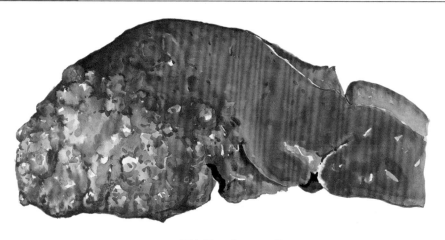

224. 原发性肝癌① （巨块型）
Primary carcinoma of liver ① (Massive form)

肝切面右叶有巨大肿块，突向被膜，色黄白，质软，与正常肝组织分界不清。

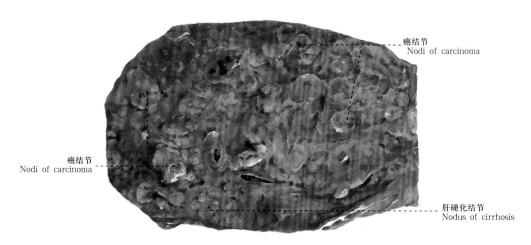

癌结节
Nodi of carcinoma

癌结节
Nodi of carcinoma

肝硬化结节
Nodus of cirrhosis

225. 原发性肝癌② （多结节型）
Primary carcinoma of liver ② (Multiple nodular form)

肝切面示肝硬化基础上有多数较大瘤结节，质软，破碎状，与肝硬化结节混杂存在。

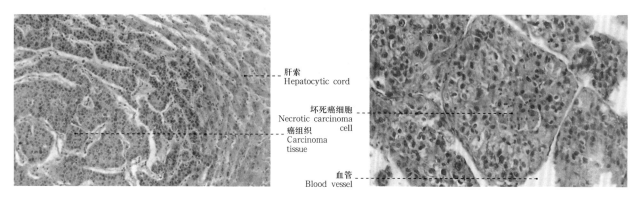

肝索
Hepatocytic cord

坏死癌细胞
Necrotic carcinoma cell

癌组织
Carcinoma tissue

血管
Blood vessel

226. 肝细胞癌①
Hepatocellular carcinoma ①

癌组织有明显异型性，呈实体性团块状，条索状排列压迫破坏周围肝组织。

227. 肝细胞癌② （高倍）
Hepatocellular carcinoma ② (High power)

癌细胞多角形或椭圆形，形成实体团块，有坏死（凋亡），间质血管丰富，纤维组织少。

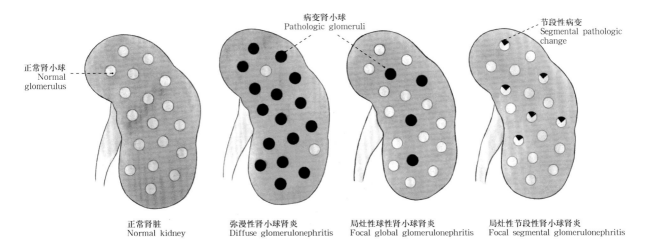

病变肾小球
Pathologic glomeruli

节段性病变
Segmental pathologic change

正常肾小球
Normal glomerulus

正常肾脏
Normal kidney

弥漫性肾小球肾炎
Diffuse glomerulonephritis

局灶性球性肾小球肾炎
Focal global glomerulonephritis

局灶性节段性肾小球肾炎
Focal segmental glomerulonephritis

228. 肾小球病变分布示意图
Diagram showing distribution of pathologic glomerulus

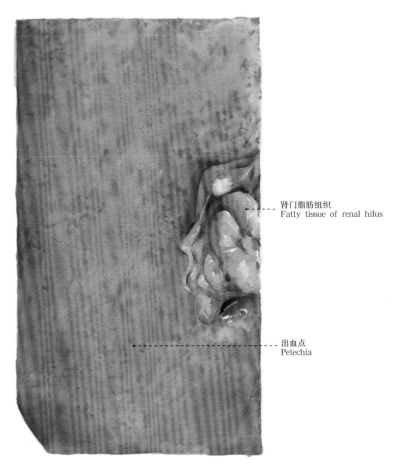

肾门脂肪组织
Fatty tissue of renal hilus

出血点
Petechia

229. 急性弥漫性增生性肾小球肾炎①
Acute diffuse proliferative glomerulonephritis ①
肾脏已剥掉被膜，见肾肿大，表面光滑充血，颜色变红，散在出血点。

蛋白性物质
Proteinic
substance

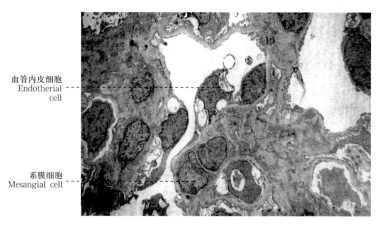

230. 急性弥漫性增生性肾小球肾炎②
Acute diffuse proliferative
glomerulonephritis ②
　　肾小球弥漫性受累，体积增大，细胞数目增多，系膜细胞和内皮细胞增生，中性白细胞与巨噬细胞浸润，毛细血管闭塞。肾小管内有蛋白性物质。

血管内皮细胞
Endotherial
cell

系膜细胞
Mesangial cell

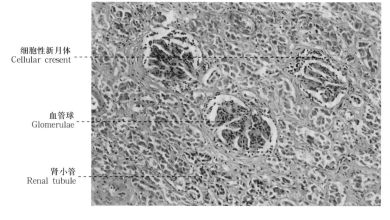

231. 急性弥漫性增生性肾小球肾炎③（透射电镜
Acute diffuse proliferative
glomerulonephritis ③ (TEM)
　　系膜细胞明显增多，血管内皮细胞也有增生。

细胞性新月体
Cellular cresent

血管球
Glomerulae

肾小管
Renal tubule

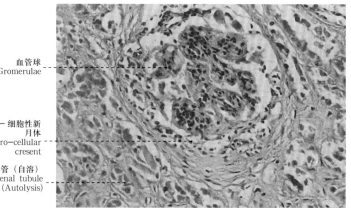

232. 快速进行性肾小球肾炎①
Rapidly progressive glomerulonephritis ①
　　大多数肾小球囊内有新月体形成，新月体主要由细胞构成，血管球呈分叶状，肾小管发生死后自溶。图中 3 个肾小球均有新月体形成。

血管球
Gromerulae

纤维－细胞性新
月体
Fibro－cellular
cresent

肾小管（自溶）
Renal tubule
(Autolysis)

233. 快速进行性肾小球肾炎②（高倍）
Rapidly progressive glomerulonephritis ②
(High power)
　　新月体表面为细胞成分，新月体深层已开始纤维化，形成纤维－细胞性新月体，与血管球粘连，血管球变小，个别血管袢已开始纤维化。

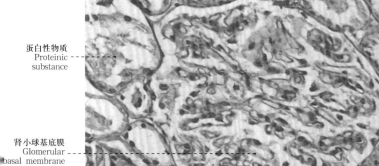

蛋白性物质
Proteinic
substance

肾小球基底膜
Glomerular
basal membrane

肾小囊
Renal capsule

234. 膜性肾小球肾炎①（PAS 染色）
Membranous glomerulonephritis ①
(PAS stain)
肾小球基底膜弥漫性增厚，细胞数量并不增多。
肾小管腔内有蛋白性物质。

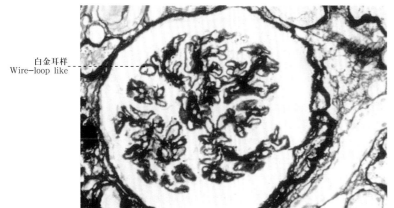

白金耳样
Wire—loop like

235. 膜性肾小球肾炎（银染色）②
Membranous glomerulonephritis ②
(Silver stain)
增厚的肾小球基底膜呈铁丝圈样（白金耳样）。

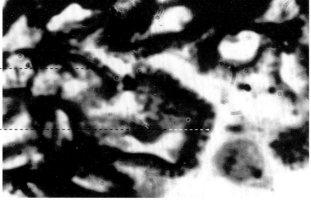

基底膜
Basal membrane

钉突
Spike—like
protrusions

236. 膜性肾小球肾炎③（银染色）（高倍）
Membranous glomerulonephritis ③
(Silver stain)(High power)
增厚的基底膜上有垂直排列的钉状突起，形如
梳齿。

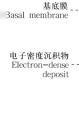
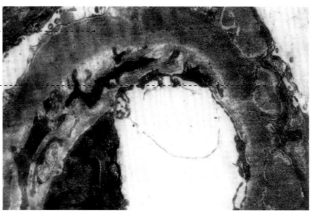

基底膜
Basal membrane

电子密度沉积物
Electron—dense
deposit

237. 膜性肾小球肾炎④（透射电镜）
Membranous glomerulonephritis ④ (TEM)
肾小球毛细血管基底膜增厚，有电子密度沉积
物于钉突之间，并被包埋入基底膜内。

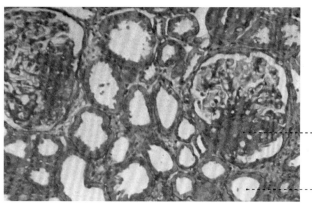

玻璃样物质
Hyaline substance

肾小管
Renal tubule

238. 局灶性节段性肾小球肾炎（PAS 染色）
Focal segmental glomerulonephritis（PAS stain）

部分肾小球节段内基质增多，有玻璃样物质沉积，细胞萎缩、消失，
开始纤维化，肾小管扩张。

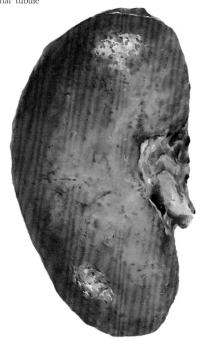

239. 慢性肾小球肾炎
Chronic glomerulonephritis

肾脏体积缩小，重量减轻，表面呈弥漫性细颗粒状，质硬，亦称颗粒性固缩肾。

肾小管
Renal tubule

肾小球玻璃样变
Hyalinized glomerulus

肾间质
Renal interstitial tissue

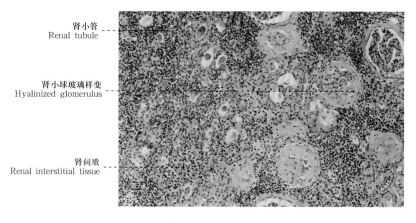

240. 慢性硬化性肾小球肾炎①
Chronic sclerosing glomerulonephritis ①

肾小球大部分萎缩、纤维化和玻璃样变，间质纤维化，淋巴细胞浸润，肾小球集聚靠拢，
肾小管萎缩或扩张，管腔内有蛋白性物质。

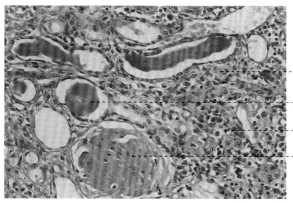

纤维组织
Fibrous tissue

透明管型
Hyatline cast

淋巴细胞
Lymphocyte

纤维化肾小球
Fibrotic glomerulus

241. 慢性硬化性肾小球肾炎②
Chronic sclerosing glomerulonephritis ②

肾小球纤维化，肾间质多量纤维组织增生，淋巴细胞浸润，远曲
小管扩张，内有透明管型。

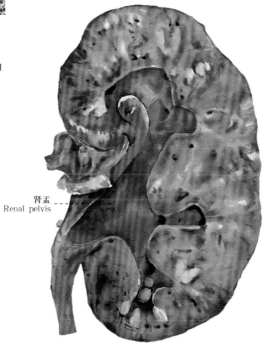

肾盂
Renal pelvis

242. 急性肾盂肾炎①
Acute pyelonephritis ①

肾切面显示肾脏体积增大，充血，黄白病灶广泛分布，髓质内脓性黄色条
纹向皮质延伸，脓肿形成，肾盂黏膜充血，有脓性渗出物。

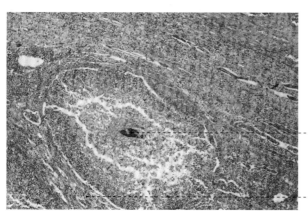

细菌团
Bacterial mass

坏死小管
Necrotic tubule

243. 急性肾盂肾炎②
Acute pyelonephritis ②

肾间质内大量中性白细胞渗出，脓肿形成，中间有细菌团，肾小管坏死。

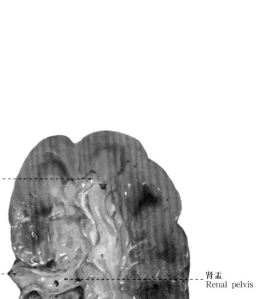

中性白细胞
Neutrophil

病变小球
Pathologic glomerule

坏死小管
Necrotic tubule

244. 急性肾盂肾炎③
Acute pyelonephritis ③

肾间质中大量白细胞浸润，破坏小管，波及小球。

肾门
Renal hilus

245. 慢性肾盂肾炎①
Chronic pyelonephritis ①

肾体积缩小，出现不规则粗大瘢痕凹陷，
表面大结节状，质地变硬。

肾盏
Renal calices

肾门
Renal hilus

肾盂
Renal pelvis

246. 慢性肾盂肾炎②
Chronic pyelonephritis ②

肾脏切面，肾体积变小，形状不规则，部分皮髓质分界不清，
肾乳头萎缩，肾盂肾盏变形，肾盂黏膜粗糙。

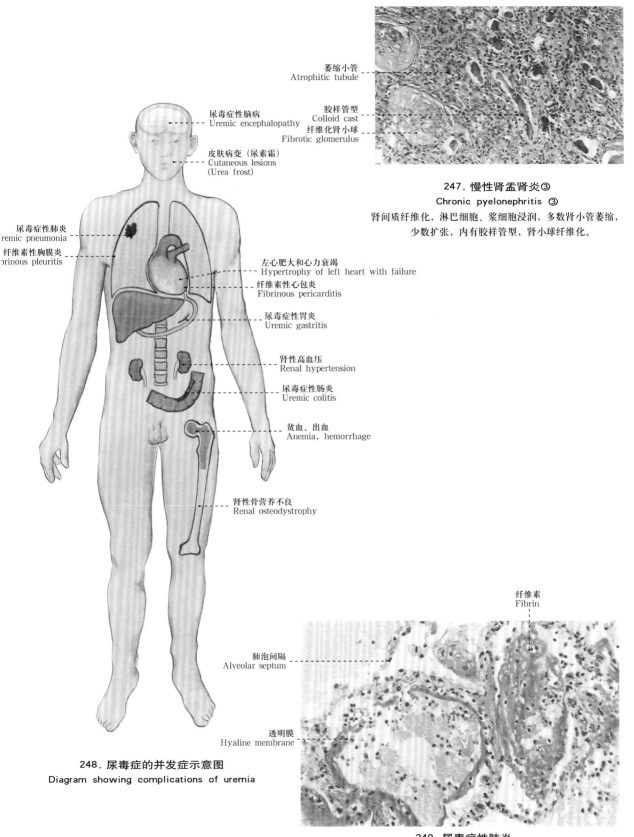

萎缩小管
Atrophitic tubule

胶样管型
Colloid cast

纤维化肾小球
Fibrotic glomerulus

247. 慢性肾盂肾炎③
Chronic pyelonephritis ③

肾间质纤维化，淋巴细胞、浆细胞浸润，多数肾小管萎缩，
少数扩张，内有胶样管型，肾小球纤维化。

尿毒症性脑病
Uremic encephalopathy

皮肤病变（尿素霜）
Cutaneous lesions
(Urea frost)

尿毒症性肺炎
Uremic pneumonia

纤维素性胸膜炎
Fibrinous pleuritis

左心肥大和心力衰竭
Hypertrophy of left heart with failure

纤维素性心包炎
Fibrinous pericarditis

尿毒症性胃炎
Uremic gastritis

肾性高血压
Renal hypertension

尿毒症性肠炎
Uremic colitis

贫血、出血
Anemia, hemorrhage

肾性骨营养不良
Renal osteodystrophy

248. 尿毒症的并发症示意图
Diagram showing complications of uremia

纤维素
Fibrin

肺泡间隔
Alveolar septum

透明膜
Hyaline membrane

249. 尿毒症性肺炎
Uremic pneumonia

肺泡腔内有多量纤维素渗出，形成透明膜，并有中性白细胞和蛋白性物质。

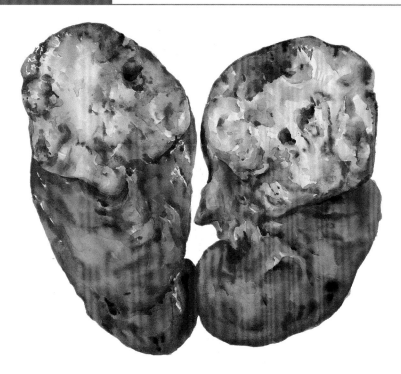

250. 肾癌
Renal carcinoma

标本已剖开，肿瘤于肾上极，近圆形，质软，实体性，多彩状，压迫周围组织，假包膜形成。

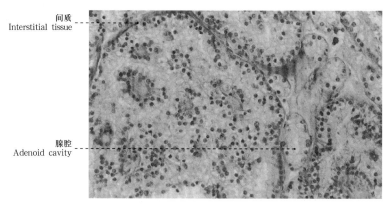

间质
Interstitial tissue

腺腔
Adenoid cavity

251. 肾透明细胞癌①
Renal clear cell carcinoma ①

癌细胞胞浆透明，排列成不规则腺管状，间质血管多，纤维组织少。

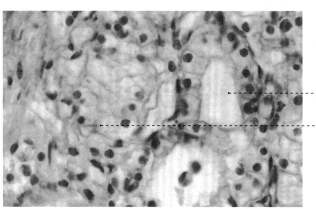

腺样结构
Adenoid pattern

条索样排列
Cord pattern

252. 肾透明细胞癌②（高倍）
Renal clear cell carcinoma ② (High power)

癌细胞立方或多边形，核小，深染，胞浆空亮，呈腺样或实体条索样排列。

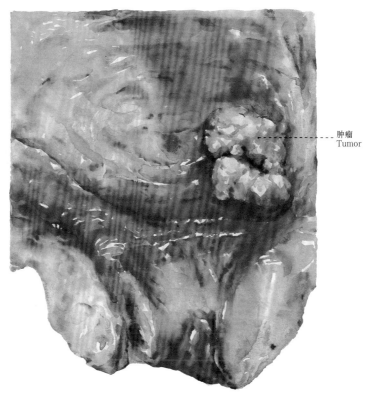

肿瘤
Tumor

253．膀胱癌
Carcinoma of urinary bladder
肿瘤于膀胱侧壁，呈乳头状突起，有宽蒂与膀胱黏膜相连。

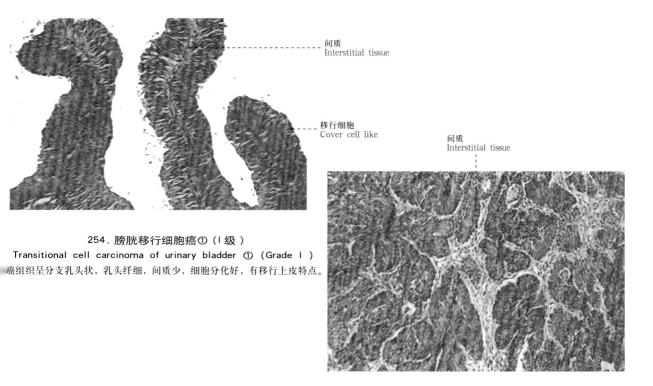

间质
Interstitial tissue

移行细胞
Cover cell like

间质
Interstitial tissue

254．膀胱移行细胞癌①（Ⅰ级）
Transitional cell carcinoma of urinary bladder ① (Grade Ⅰ)
癌组织呈分支乳头状，乳头纤细，间质少，细胞分化好，有移行上皮特点。

255．膀胱移行细胞癌②（Ⅲ级）
Transitional cell carcinoma of urinary bladder ② (Grade Ⅲ)
癌细胞异型性明显，排列呈实体巢状，浸润性生长，间质纤维组织增生。

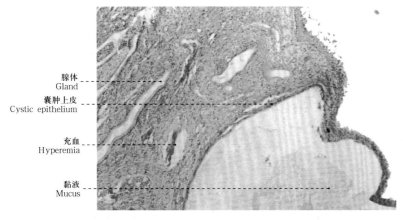

腺体
Gland

囊肿上皮
Cystic epithelium

充血
Hyperemia

黏液
Mucus

256. 慢性子宫颈炎伴有潴留囊肿
Chronic cervicitis with Nabothian cyst
子宫颈内充血，炎性细胞浸润，腺体增生，腺体分泌受阻，黏液潴留囊肿形成。

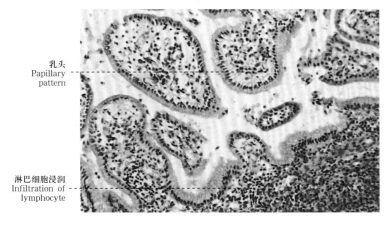

乳头
Papillary
pattern

淋巴细胞浸润
Infiltration of
lymphocyte

257. 子宫颈糜烂
Cervical erosion
宫颈内大量淋巴细胞浸润，表面为柱状上皮取代原有鳞状上皮，有乳头形成。

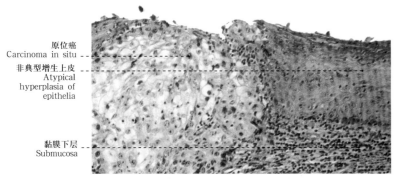

原位癌
Carcinoma in situ

非典型增生上皮
Atypical
hyperplasia of
epithelia

黏膜下层
Submucosa

258. 子宫颈非典型增生和原位癌
Atypical hyperplasia and carcinoma in
situ of cervix
非典型增生和原位癌交界处分界清楚。

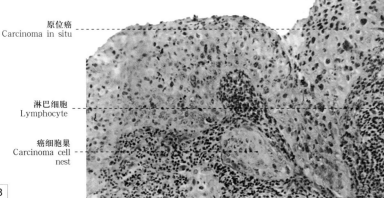

原位癌
Carcinoma in situ

淋巴细胞
Lymphocyte

癌细胞巢
Carcinoma cell
nest

259. 子宫颈微小浸润性鳞状细胞癌
Microinvasive squamous cell carcinoma
of cervix
原位癌细胞突破基底膜，向下浸润，形成癌细胞巢，深度在 0.5 cm 以内。间质有多量淋巴细胞浸润。

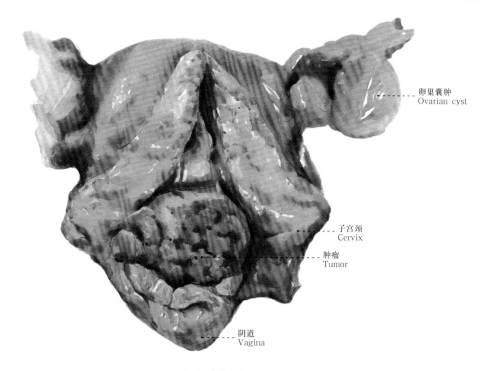

卵巢囊肿
Ovarian cyst

子宫颈
Cervix

肿瘤
Tumor

阴道
Vagina

260. 子宫颈癌
Cervical carcinoma

子宫前壁已剖开，子宫颈菜花样肿物向阴道内突出，并侵向子宫体，肿瘤表面破溃，一侧卵巢有囊肿形成。

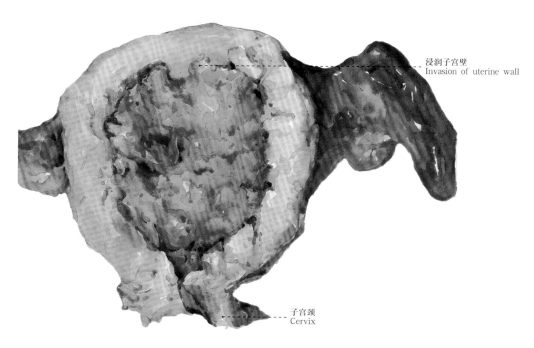

浸润子宫壁
Invasion of uterine wall

子宫颈
Cervix

261. 子宫体癌
Carcinoma of uterine body

标本冠状切开，子宫体增大，癌肿充满宫腔，质软，有坏死、出血，并侵入子宫壁内。

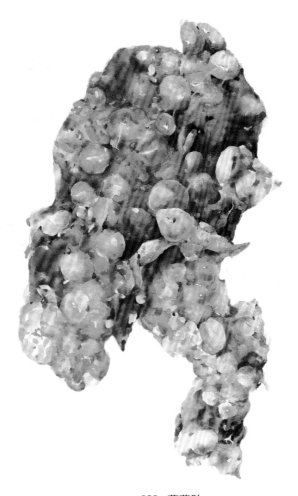

262．葡萄胎

Hydatidiform mole

病变为大量半透明的圆形薄壁水泡，内含清亮液体，大小不一，有蒂相连，成簇状，似葡萄。

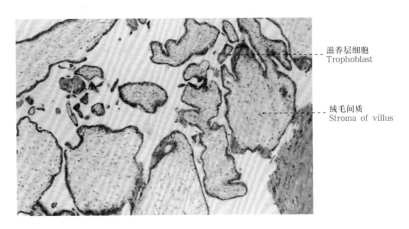

滋养层细胞
Trophoblast

绒毛间质
Stroma of villus

263．完全性葡萄胎

Complete hydatidiform mole

绒毛滋养层细胞增生，间质血管消失，高度水肿。

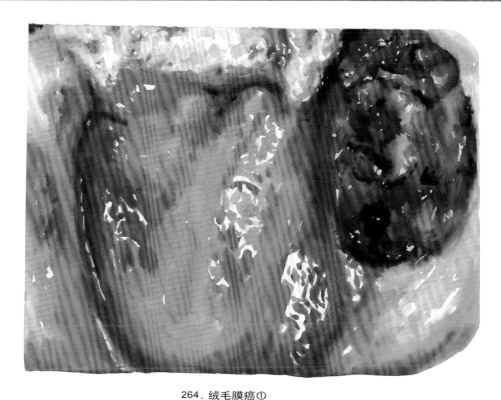

264．绒毛膜癌①
Choriocarcinoma ①
癌结节位于子宫侧壁，向子宫腔内突出，质软，色暗红，明显出血，坏死，破坏子宫肌层。

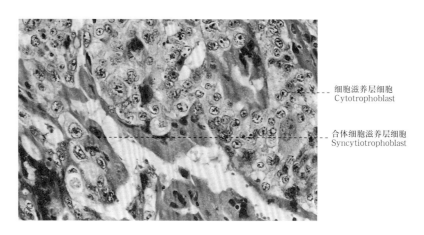

细胞滋养层细胞
Cytotrophoblast

合体细胞滋养层细胞
Syncytiotrophoblast

265．绒毛膜癌②
Choriocarcinoma ②
癌组织由细胞滋养层细胞（胞浆色淡，核圆形）和合体细胞滋养层细胞
（胞浆红染，核形不一，深染）组成，细胞异型性明显，缺乏间质，无血管。

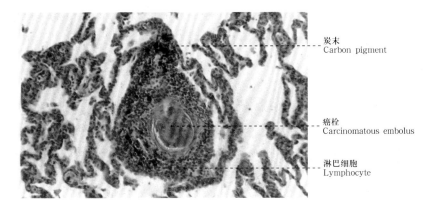

炭末
Carbon pigment

癌栓
Carcinomatous embolus

淋巴细胞
Lymphocyte

266．绒癌肺内栓塞
Embolism of choriocarcinoma in lung

肺小血管内塞满癌细胞栓子，血管周围淋巴细胞浸润，间质内有炭末沉积。本图与图 265 为同一病例。

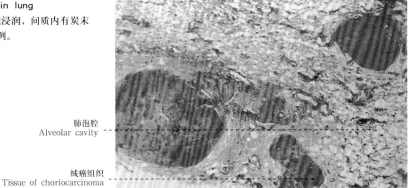

肺泡腔
Alveolar cavity

绒癌组织
Tissue of choriocarcinoma

267．绒癌肺转移
Metastasis of choriocarcinoma in lung

肺内多个分散的癌结节，边界较清楚，坏死出血明显，高倍镜下可见滋养层瘤细胞。

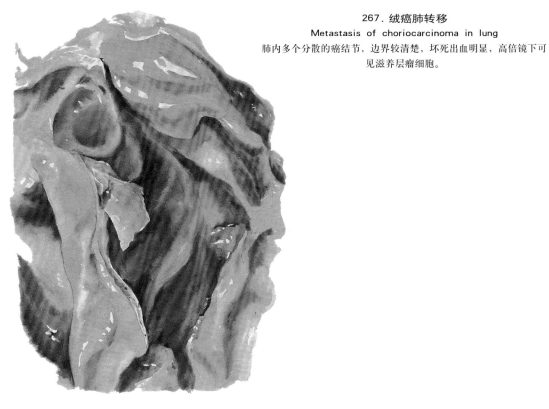

268．卵巢浆液性囊腺瘤
Serous cystadenoma of ovary

肿瘤已切开，呈多房囊性，壁薄、光滑，浆液内容物已流出。

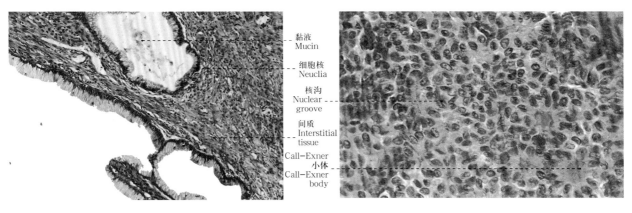

黏液
Mucin

细胞核
Neuclia

核沟
Nuclear
groove

间质
Interstitial
tissue

Call-Exner
小体
Call-Exner
body

269. 卵巢黏液性囊腺瘤

Mucinous cystadenoma of ovary

瘤细胞高柱状，含黏液，核基底部，单层排列，分化成熟，腺腔内有
黏液，基底膜完整。

270. 卵巢颗粒细胞瘤

Granulosa cell tumor of ovary

瘤细胞小，椭圆形，核小，有核沟，胞浆少，如石榴子，形成卵泡
样结构，中央红染，称 Call-Exner 小体，颇似菊形团。

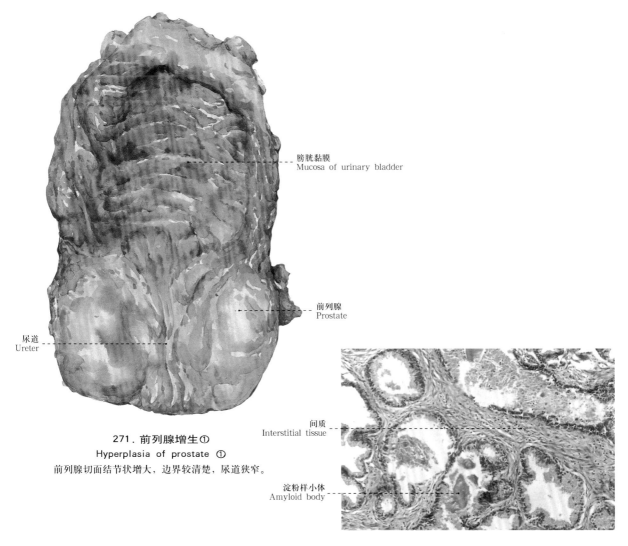

膀胱黏膜
Mucosa of urinary bladder

前列腺
Prostate

尿道
Ureter

间质
Interstitial tissue

淀粉样小体
Amyloid body

271. 前列腺增生①

Hyperplasia of prostate ①

前列腺切面结节状增大，边界较清楚，尿道狭窄。

272. 前列腺增生②

Hyperplasia of prostate ②

前列腺腺体和间质均增生，腺体内有分泌物和淀粉样小体形成。

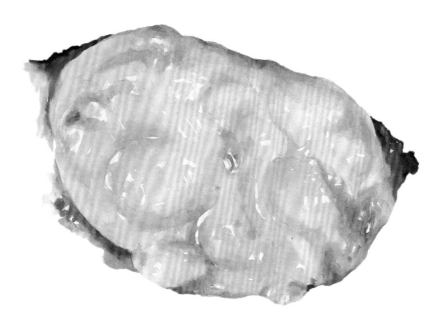

273. 乳腺纤维腺瘤①

Fibroadenoma of breast ①

瘤体卵圆形，结节状，有包膜，切面灰白，质韧，有裂隙和纵横交错的灰白色纤维束。

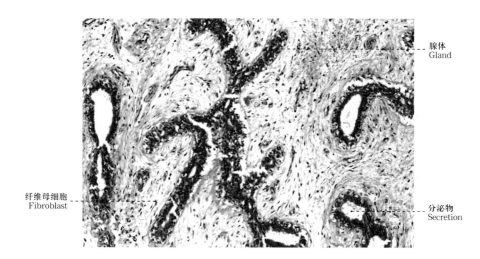

腺体
Gland

纤维母细胞
Fibroblast

分泌物
Secretion

274. 乳腺纤维腺瘤②

Fibroadenoma of breast ②

瘤组织由增生的腺体和纤维组织构成，腺体为双层细胞，形成
条索或腺腔，腺腔含少量分泌物，增生的纤维组织疏松。

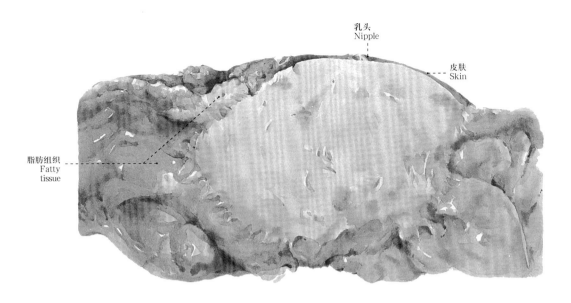

乳头
Nipple

皮肤
Skin

脂肪组织
Fatty
tissue

275. 乳腺癌
Carcinoma of breast
乳腺肿物位于乳头下方，色灰白，质地硬，与表面皮肤粘连，乳头下陷，与周围组织界限不清，呈放射状浸润性生长。

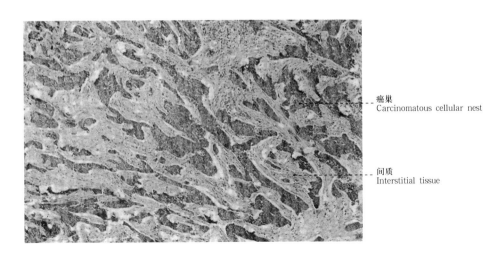

癌巢
Carcinomatous cellular nest

间质
Interstitial tissue

276. 乳腺浸润性导管癌①（单纯癌）
Invasive ductal carcinoma of breast ① (Simple carcinoma)
乳腺正常结构消失为癌组织替代，癌细胞形成实体性条索、片块，浸润性生长，间质数量与瘤实质相当。

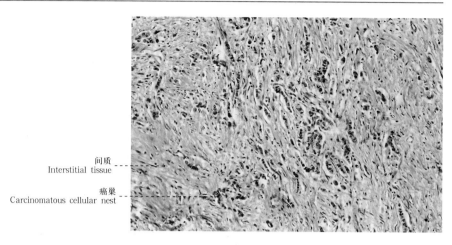

间质
Interstitial tissue

癌巢
Carcinomatous cellular nest

277. 乳腺浸润性导管癌②（硬癌）
Invasive ductal carcinoma of breast ② (Scirrhous carcinoma)

癌细胞形成细条索状，或单行排列，浸润于多量间质纤维中。

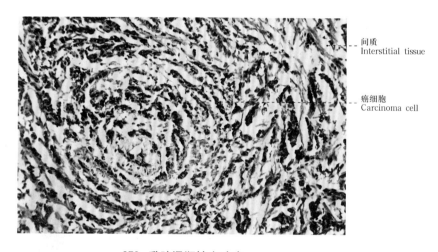

间质
Interstitial tissue

癌细胞
Carcinoma cell

278. 乳腺浸润性小叶癌
Invasive lobular carcinoma of breast

癌细胞小，胞浆少，形成单行条索，呈同心圆层状浸润于间质中。

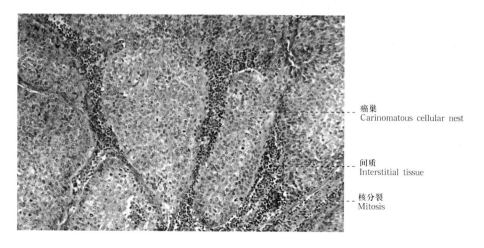

癌巢
Carinomatous cellular nest

间质
Interstitial tissue

核分裂
Mitosis

279. 乳腺髓样癌
Medullary carcinoma of breast

癌细胞体积大，核分裂多，癌巢多，间质少，间质中有多量淋巴细胞浸润。

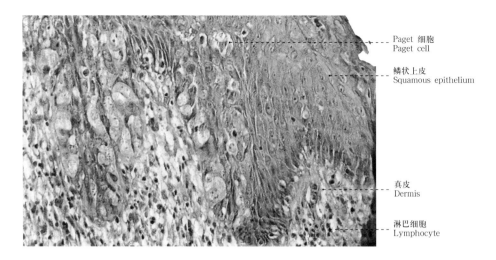

Paget 细胞
Paget cell

鳞状上皮
Squamous epithelium

真皮
Dermis

淋巴细胞
Lymphocyte

280. 乳尖 Paget 病
Paget disease of nipple
乳头皮肤表皮内有成团和散在的 Paget 细胞，其体积大，圆形，胞浆多而且透明。

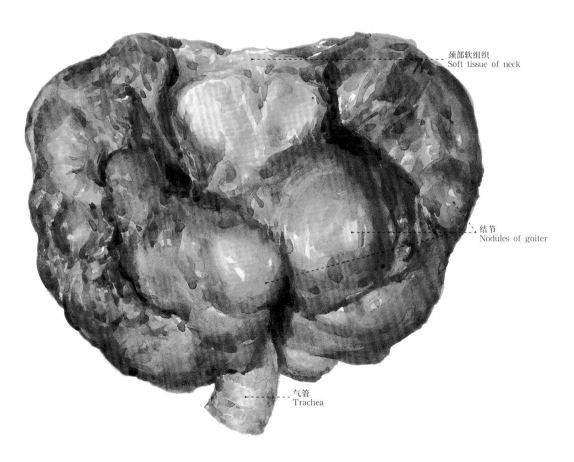

颈部软组织
Soft tissue of neck

结节
Nodules of goiter

气管
Trachea

281. 结节性甲状腺肿①
Nodular goiter ①
甲状腺不对称性结节状肿大，结节多且大小不一，腺体包膜完整。

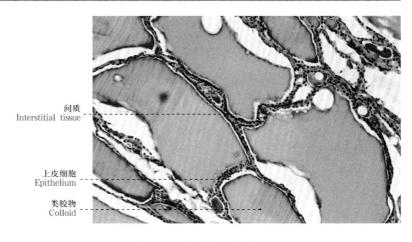

间质
Interstitial tissue

上皮细胞
Epithelium

类胶物
Colloid

282. 结节性甲状腺肿②
Nodular goiter ②

甲状腺滤泡扩张，大小不一，充满类胶物，上皮扁平、立方或柱状不一，间质纤维组织增生。

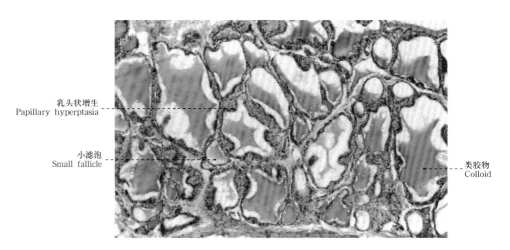

乳头状增生
Papillary hyperptasia

小滤泡
Small fallicle

类胶物
Colloid

283. 毒性甲状腺肿①
Toxic goiter ①

甲状腺类胶物稀薄，滤泡上皮乳头状增生，有小滤泡形成。

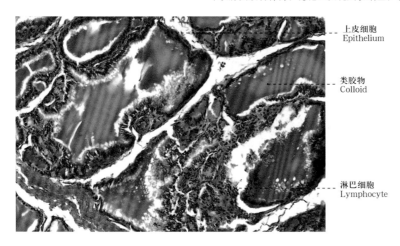

上皮细胞
Epithelium

类胶物
Colloid

淋巴细胞
Lymphocyte

284. 毒性甲状腺肿②（高倍）
Toxic goiter ② (High power)

甲状腺类胶物边缘多数吸空泡，上皮高柱状，形成乳头，间质淋巴细胞浸润。

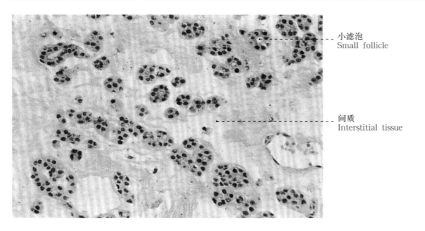

小滤泡
Small follicle

间质
Interstitial tissue

285．甲状腺胎儿型腺瘤
Thyroid fetal adenoma

瘤细胞小，大小一致，呈团块、条索排列，有小滤泡形成，无类胶物，间质疏松，黏液变。

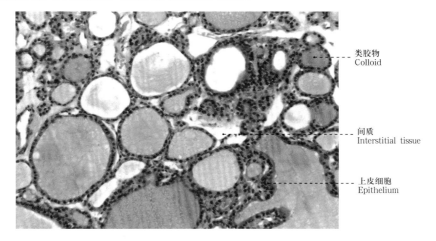

类胶物
Colloid

间质
Interstitial tissue

上皮细胞
Epithelium

286．甲状腺胶样腺瘤
Thyroid colloid adenoma

肿瘤主要由甲状腺滤泡构成，类胶物多，上皮立方，有的滤泡扩张、融合。

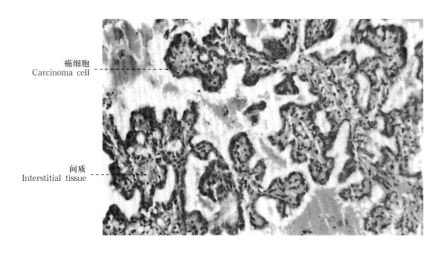

癌细胞
Carcinoma cell

间质
Interstitial tissue

287．甲状腺乳头状癌
Thyroid papillary carcinoma

癌组织乳头状，反复分支，癌细胞分化较高，有密集拥挤处，间质为纤维血管组织。

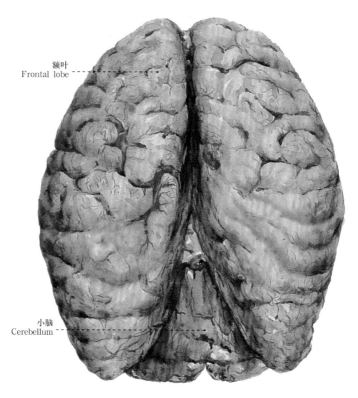

額叶
Frontal lobe

小脑
Cerebellum

288. 化脓性脑膜炎①（由脑膜炎球菌引起）
Suppurative meningitis ① (By meningococci)

脑膜血管高度扩张充血，蛛网膜下腔有大量黄白色脓汁，覆盖大脑表面。

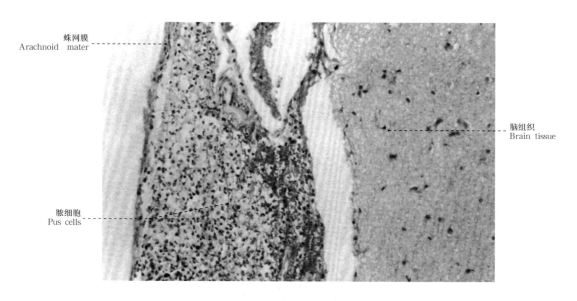

蛛网膜
Arachnoid mater

脑组织
Brain tissue

脓细胞
Pus cells

289. 化脓性脑膜炎②
Suppurative meningitis ②

蛛网膜下腔增宽，其内充满大量变性坏死的中性白细胞和纤维素，脑实质没有明显改变。

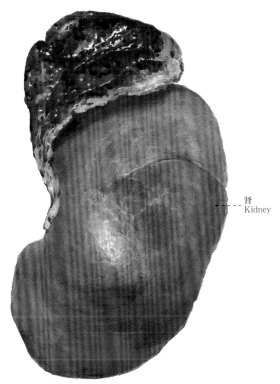

肾
Kidney

290．肾上腺出血
Hemorrhage of adrenal gland
肾上腺弥漫性出血，肿胀。

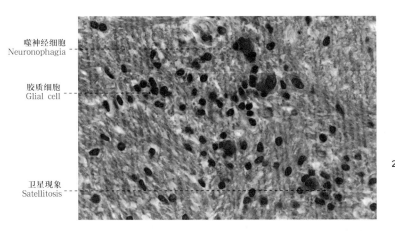

噬神经细胞
Neuronophagia

胶质细胞
Glial cell

卫星现象
Satellitosis

291．流行性乙型脑炎①
Epidemic encephalitis B ①
神经细胞坏死，有噬神经细胞现象，胶质细胞
增生。

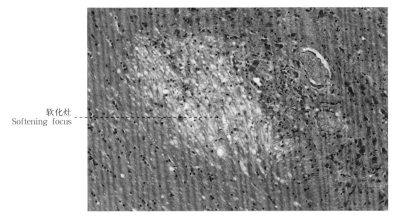

软化灶
Softening focus

292．流行性乙型脑炎②
Epidemic encephalitis B ②
脑组织灶状坏死、液化，形成镂空筛网状软
化灶，边界较清楚。

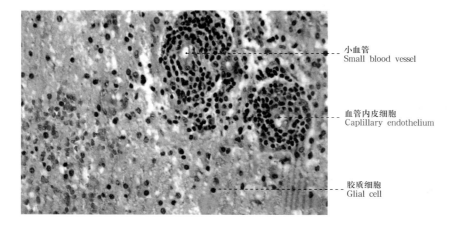

小血管
Small blood vessel

血管内皮细胞
Caplillary endothelium

胶质细胞
Glial cell

293．流行性乙型脑炎③
Epidemic encephalitis B ③
脑内小血管周围有淋巴细胞、单核细胞浸润，形成血管套。

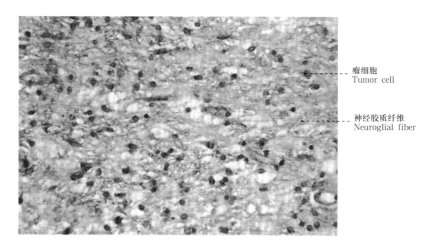

瘤细胞
Tumor cell

神经胶质纤维
Neuroglial fiber

294．脑星形胶质细胞瘤
Astrocytoma of brain
瘤细胞似星形细胞，分化好，有丰富的神经胶质纤维。

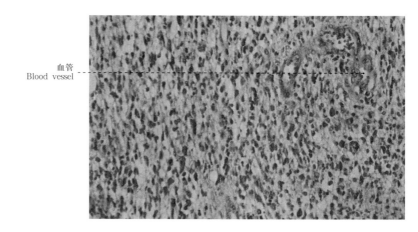

血管
Blood vessel

295．间变性星形胶质细胞瘤
Anaplastic astrocytoma
瘤细胞密集，核染色质浓染，形状不一，有一定异型性，血管较多。

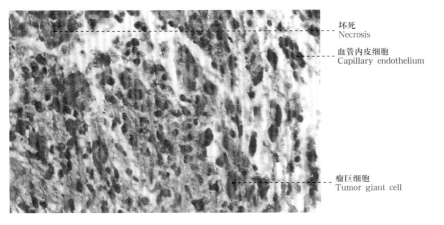

坏死
Necrosis

血管内皮细胞
Capillary endothelium

瘤巨细胞
Tumor giant cell

296. 多形性胶质母细胞瘤
Glioblastoma multiforme

瘤细胞明显大小不一，有瘤巨细胞，坏死，毛细血管内皮细胞增生。

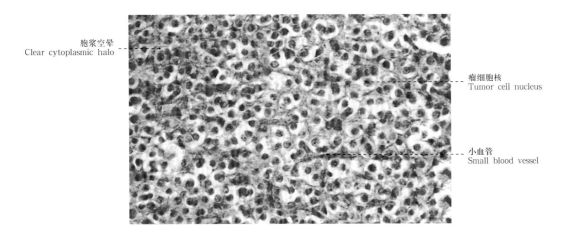

胞浆空晕
Clear cytoplasmic halo

瘤细胞核
Tumor cell nucleus

小血管
Small blood vessel

297. 少突胶质细胞瘤
Oligodendroglioma

瘤细胞形状相似，核圆形、大小相近、位于细胞中心，胞质透明或核周空晕，细胞弥漫分布，间质血管丰富。

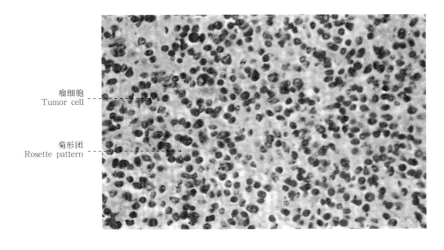

瘤细胞
Tumor cell

菊形团
Rosette pattern

298. 髓母细胞瘤
Medulloblastoma

瘤细胞体积小，核深染，胞浆少，边界不清，弥漫分布，形成菊形团。

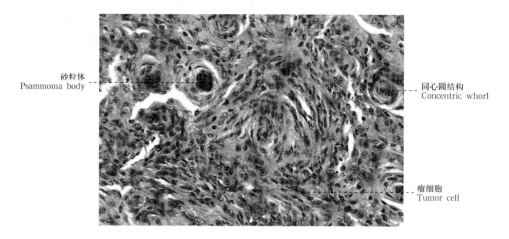

砂粒体
Psammoma body

同心圆结构
Concentric whorl

瘤细胞
Tumor cell

299. 脑膜瘤①
Meningioma ①
瘤细胞呈多边形、梭形，漩涡状同心圆排列，形成砂粒体。

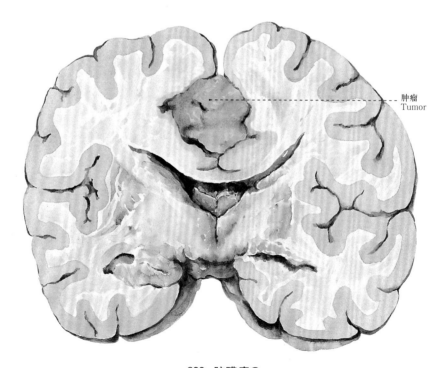

肿瘤
Tumor

300. 脑膜瘤②
Meningioma ②
大脑额状断，肿瘤在矢状裂内，呈实体性，界限清楚，灰白色，压迫周围脑组织。

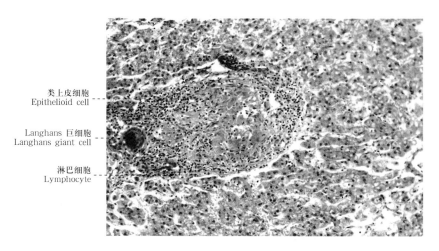

类上皮细胞
Epithelioid cell

Langhans 巨细胞
Langhans giant cell

淋巴细胞
Lymphocyte

301. 结核结节
Tubercle

结核结节边界清楚，中央部为大量类上皮细胞，外方有一 Langhans 巨细胞、多量淋巴细胞和少数纤维母细胞。
本例为肝粟粒性结核，肝索有自溶。

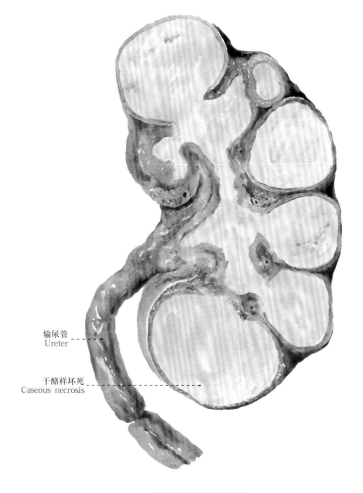

输尿管
Ureter

干酪样坏死
Caseous necrosis

302. 干酪样坏死①
Caseous necrosis ①

肾脏已全部发生干酪样坏死，切面呈淡黄色，均匀细腻，质地实，似奶酪样。

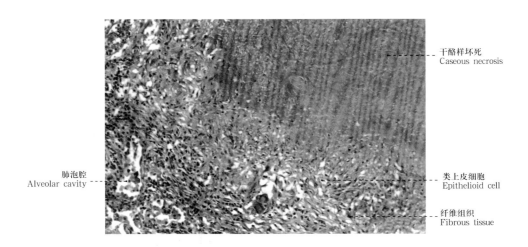

干酪样坏死
Caseous necrosis

类上皮细胞
Epithelioid cell

纤维组织
Fibrous tissue

肺泡腔
Alveolar cavity

303．干酪样坏死②（肺结核）
Caseous necrosis ② (Tuberculosis of lung)

可见干酪样坏死，呈粉染、无结构的颗粒状物，周边有类上皮细胞和淋巴细胞及纤维组织包绕。

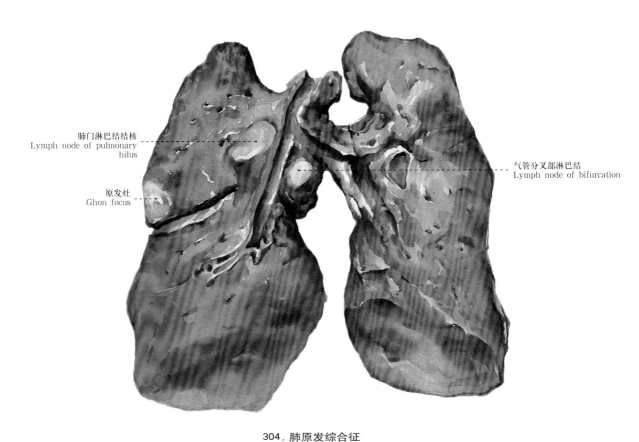

肺门淋巴结结核
Lymph node of pulmonary hilus

原发灶
Ghon focus

气管分叉部淋巴结
Lymph node of bifurcation

304．肺原发综合征
Primary complex of lung

病变发生在右肺，已有淋巴道扩散，原发灶位于右肺上叶下部近胸膜处，灰黄色圆形病灶，肺门淋巴结肿大，呈干酪样坏死，并已有气管分叉部淋巴结受累。

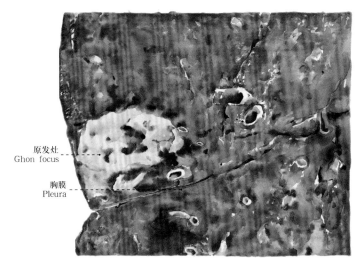

305. 原发性肺结核原发灶
Ghon focus of primary complex

病灶于右肺上叶下部胸膜下，病变以坏死为主。

原发灶
Ghon focus

胸膜
Pleura

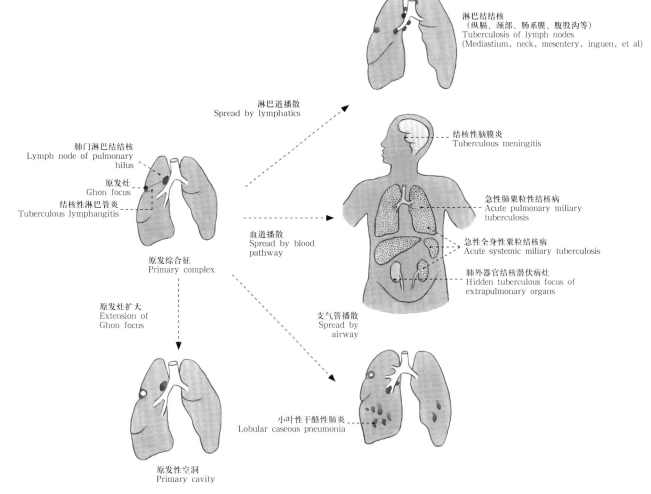

淋巴结结核
（纵膈、颈部、肠系膜、腹股沟等）
Tuberculosis of lymph nodes
(Mediastium, neck, mesentery, inguen, et al)

淋巴道播散
Spread by lymphatics

结核性脑膜炎
Tuberculous meningitis

肺门淋巴结结核
Lymph node of pulmonary hilus

原发灶
Ghon focus

结核性淋巴管炎
Tuberculous lymphangitis

急性肺粟粒性结核病
Acute pulmonary miliary tuberculosis

急性全身性粟粒结核病
Acute systemic miliary tuberculosis

肺外器官结核潜伏病灶
Hidden tuberculous focus of extrapulmonary organs

血道播散
Spread by blood pathway

原发综合征
Primary complex

原发灶扩大
Extension of Ghon focus

支气管播散
Spread by airway

小叶性干酪性肺炎
Lobular caseous pneumonia

原发性空洞
Primary cavity

306. 原发性肺结核的播散示意图
Diagram showing spread of primary pulmonary tuberculosis

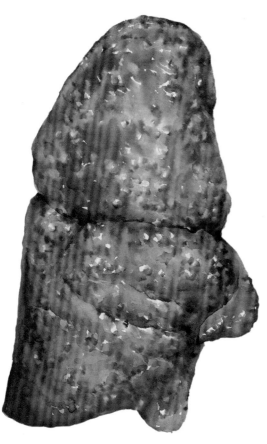

307. 急性肺粟粒性结核病①
Acute pulmonary miliary tuberculosis ①
肺脏充血，表面密布大小一致、分布均匀的黄白
色粟粒状结节，圆形，稍隆起于胸膜，境界清楚。

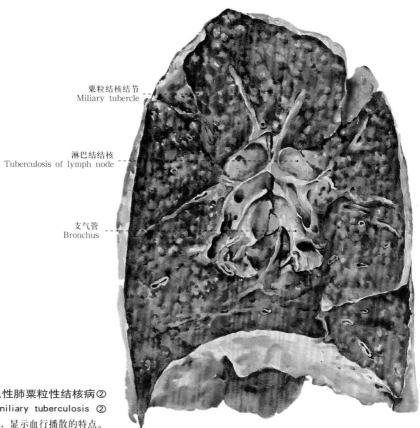

粟粒结核结节
Miliary tubercle

淋巴结结核
Tuberculosis of lymph node

支气管
Bronchus

308. 急性肺粟粒性结核病②
Acute pulmonary miliary tuberculosis ②
肺切面见粟粒状结节均匀分布全肺，显示血行播散的特点。

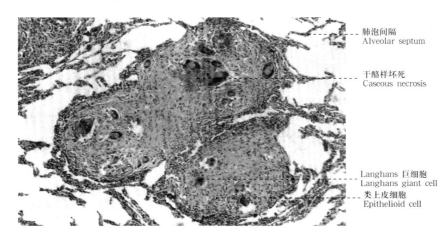

肺泡间隔
Alveolar septum

干酪样坏死
Caseous necrosis

Langhans 巨细胞
Langhans giant cell

类上皮细胞
Epithelioid cell

309. 急性肺粟粒性结核病③
Acute pulmonary miliary tuberculosis ③
这个肉眼肺粟粒结节由三个结核结节构成，其中一个中心处发生干酪样坏死。

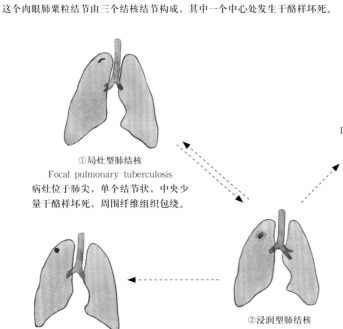

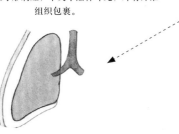

①局灶型肺结核
Focal pulmonary tuberculosis
病灶位于肺尖，单个结节状，中央少
量干酪样坏死，周围纤维组织包绕。

②浸润型肺结核
Infiltrative pulmonary tuberculosis
病变于锁骨下肺组织，中央为干酪样坏
死，周围有渗出性病灶周围炎。

⑦结核球
Tuberculoma
肺内孤立性球形病灶，中央干酪样坏死，外有纤维
组织包裹。

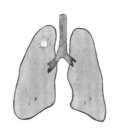

③浸润型肺结核急性空洞形成
Infiltrative pulmonary tuberculosis with acute cavitation
干酪样坏死物液排出，形成薄壁空洞和新的播散病灶。

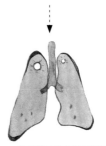

④慢性纤维空洞型肺结核
Chronic fibro-cavitative pulmonary tuberculosis
形成厚壁空洞，新旧不一播散病灶，纤维组织增生，
胸膜增厚。

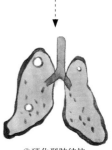

⑤硬化型肺结核
Cirrhotic pulmonary tuberculosis
多数空洞，纤维组织弥漫增生，胸膜显著增厚，
肺脏变小、变形、变硬。

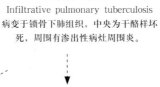

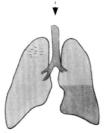

⑧结核性胸膜炎
Tuberculous pleuritis
湿性结核性胸膜炎为浆液纤维素
性，形成胸腔积液。

⑥干酪样肺炎
Caseous pneumonia
大叶性干酪样肺炎呈一致性黄色干酪样实变。

310. 浸润型肺结核的进展示意图
Diagram showing progression of infiltrative pulmonary tuberculosis

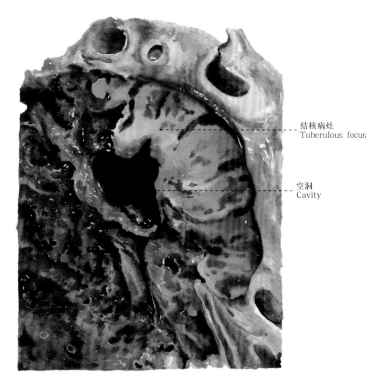

结核病灶
Tuberulous focus

空洞
Cavity

311. 浸润型肺结核空洞形成
Infiltrative pulmonary tuberculosis with cavitation

肺上叶病灶中形成不规则空洞，壁甚薄，周围肺组织中仍可见炎性实变和干酪性病变。

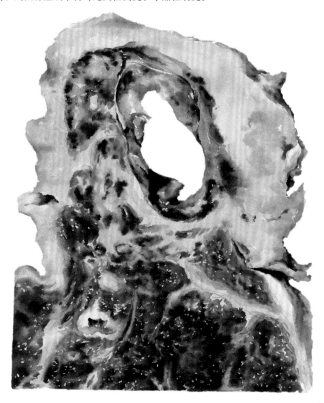

312. 慢性纤维空洞型肺结核
Chronic fibro—cavitative pulmonary tuberculosis

肺上叶厚壁空洞，洞壁内有干酪样坏死物，周围肺组织大量纤维化，肺尖变形，胸膜显著增厚，玻璃样变。

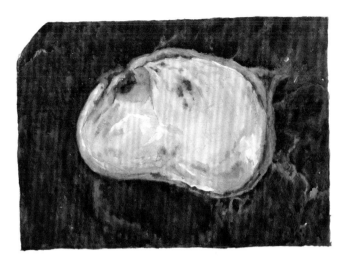

313. 肺结核球
Pulmonary tuberculoma

肺内病灶近椭圆形，黄白色，干酪样物质干燥，周围有纤维组织包裹，边界清楚。

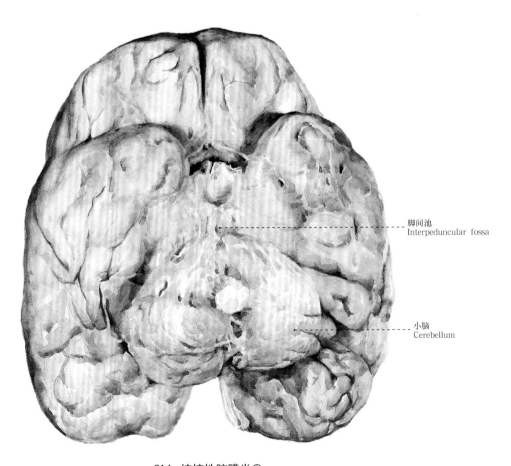

脚间池
Interpeduncular fossa

小脑
Cerebellum

314. 结核性脑膜炎①
Tuberculous meningitis ①

在脑桥脚间池、视神经交叉及部分小脑等脑底表面蛛网膜下腔内，有多量灰黄色混浊的胶冻样渗出物积聚。

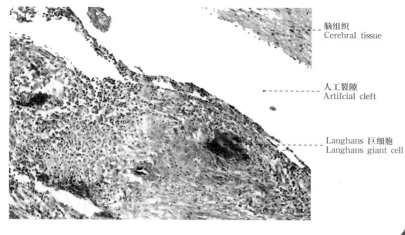

脑组织
Cerebral tissue

人工裂隙
Artifcial cleft

Langhans 巨细胞
Langhans giant cell

315. 结核性脑膜炎②
Tuberculous meningitis ②
蛛网膜下腔中有多量渗出物，主要为淋巴细胞、巨噬细胞，
有结核结节形成。

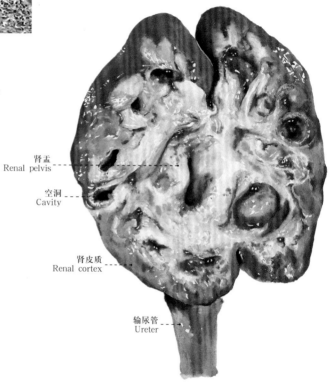

肾盂
Renal pelvis

空洞
Cavity

肾皮质
Renal cortex

输尿管
Ureter

316. 肾结核①
Tuberculosis of kidney ①
肾脏变形，切面示多数空洞，附有干酪样坏死物，肾
盂亦扩张，黏膜粗糙。

Langhans 巨细胞
Langhans giant cell

肾小球
Glomerulus

淋巴细胞
Lymphocyte

317. 肾结核②
Tuberculosis of kidney ②
肾组织内有结核病变，中央为干酪样坏死，
周边为类上皮细胞、Langhans 巨细胞和淋巴细胞。

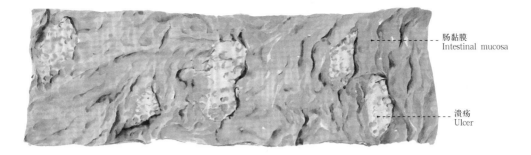

肠黏膜
Intestinal mucosa

溃疡
Ulcer

318. 肠结核（溃疡型）
Intestinal tuberculosis (Ulcerative form)

回肠黏膜有多数溃疡，其走向与肠管长轴垂直，边缘不齐，浅，底部附有干酪样坏死物。

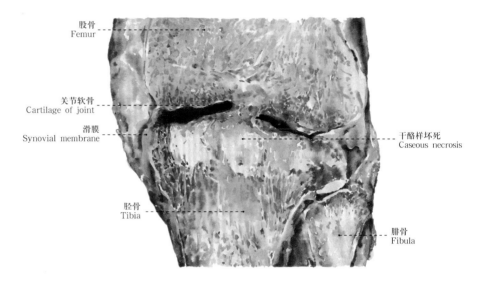

股骨
Femur

关节软骨
Cartilage of joint

滑膜
Synovial membrane

胫骨
Tibia

干酪样坏死
Caseous necrosis

腓骨
Fibula

319. 骨关节结核
Tuberculosis of bone and joint

标本为膝关节额状断，胫骨关节软骨下方有干酪样病灶，关节软骨受腐蚀，
小的溃疡形成，滑膜因结核肉芽组织增生而粗糙。

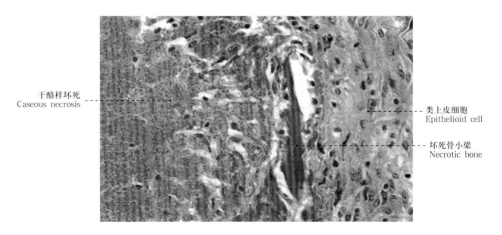

干酪样坏死
Caseous necrosis

类上皮细胞
Epithelioid cell

坏死骨小梁
Necrotic bone

320. 骨结核
Tuberculosis of bone

干酪样坏死物周围有类上皮细胞围绕，死骨形成，结缔组织增生。

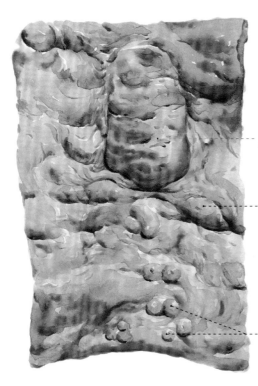

集合淋巴小结
Aggregated lymphatic follicle

黏膜皱襞
Fold of mucous membrane

孤立淋巴小结
Solitary lymphatic follicles

321. 伤寒①（髓样肿胀期）
Typhoid fever ① (Stage of medullary swelling)
回肠集合淋巴结和孤立淋巴肿胀，隆起于黏膜，质软，表
面不平，似脑回状，边界清楚，肠黏膜充血水肿。

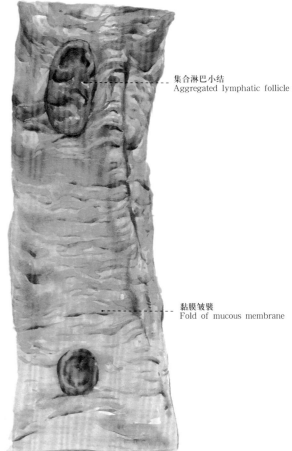

集合淋巴小结
Aggregated lymphatic follicle

黏膜皱襞
Fold of mucous membrane

322. 伤寒②（坏死期）
Typhoid fever ② (Stage of necrosis)
回肠肿胀的集合淋巴小结发生坏死，颜色深，表面部分脱落而凹陷，周边隆起。

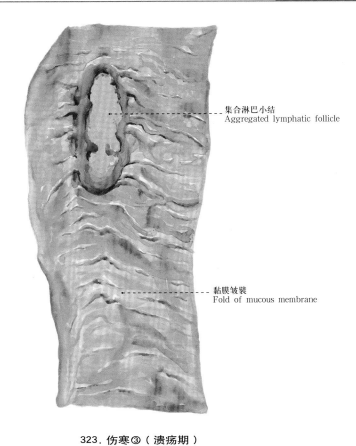

集合淋巴小结
Aggregated lymphatic follicle

黏膜皱襞
Fold of mucous membrane

323. 伤寒③（溃疡期）
Typhoid fever ③ (Stage of ulceration)
回肠集合淋巴结处形成椭圆形溃疡，溃疡长轴与肠管长轴走向一致，溃疡边缘隆起，底较平坦洁净。

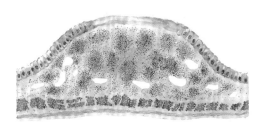

①髓样肿胀期
Stage of medullary swelling

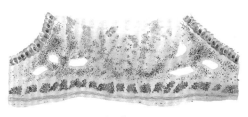

②坏死期
Stage of necrosis

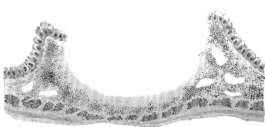

③溃疡期
Stage of ulceration

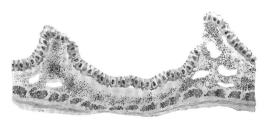

④愈合期
Stage of healing

324. 伤寒肠道淋巴小结病变分期示意图
Diagram showing stages of lymphatic follicles lesions of intestinae of typhoid fever

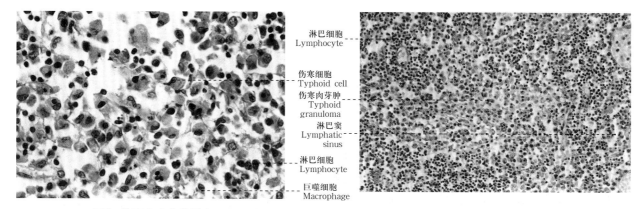

淋巴细胞
Lymphocyte

伤寒细胞
Typhoid cell

伤寒肉芽肿
Typhoid
granuloma

淋巴窦
Lymphatic
sinus

淋巴细胞
Lymphocyte

巨噬细胞
Macrophage

325．伤寒④（肉芽肿）
Typhoid fever ④ (Granuloma)
伤寒肉芽肿由增生的巨噬细胞集聚而成，伤寒细胞吞噬细胞碎
屑、淋巴细胞、红细胞和伤寒杆菌。

326．伤寒淋巴结
Lymph node of typhoid fever
淋巴结内有伤寒肉芽肿形成，淋巴窦扩张。

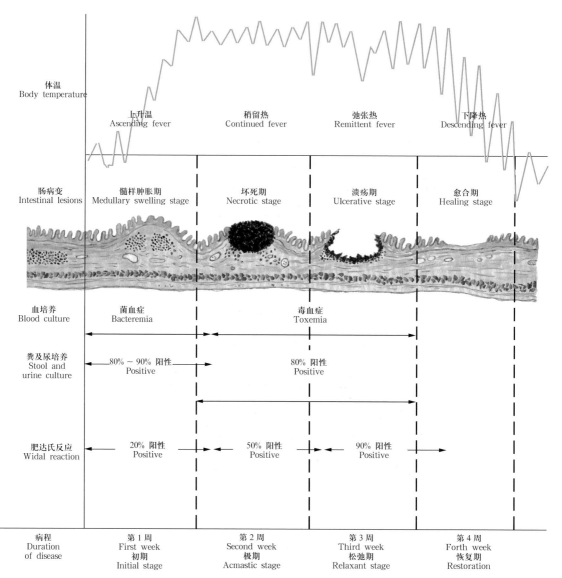

327．伤寒肠病变与临床表现的关系
Diagram showing relation between intestinal lesions and clinic manifestations of typoid fever

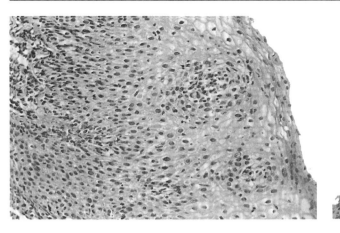

328. 尖锐湿疣

Condyloma acuminatum

表皮乳头状增生，棘层肥厚，表面不全角化，上皮下炎性浸润。

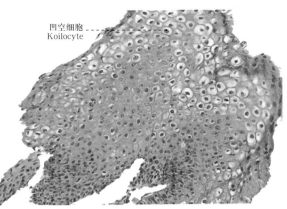

凹空细胞
Koilocyte

329. 凹空细胞

Koilocyte

表皮棘层内多量凹空细胞，细胞体积大，核大，居中，深染，核周空化。

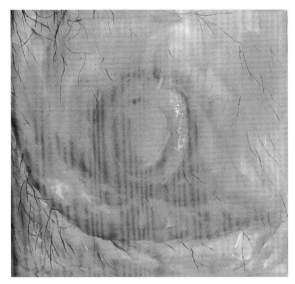

330. Ⅰ期梅毒：硬性下疳

Syphilis stage Ⅰ：Hard chancre

病灶呈单个圆形浅溃疡，底部洁净，边缘隆起，质硬。

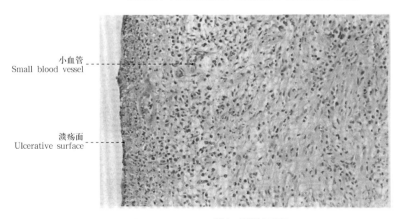

小血管
Small blood vessel

溃疡面
Ulcerative surface

331. 硬性下疳

Hard chancre

表皮坏死脱落，其下小血管及纤维组织中有多量浆细胞和淋巴细胞浸润。

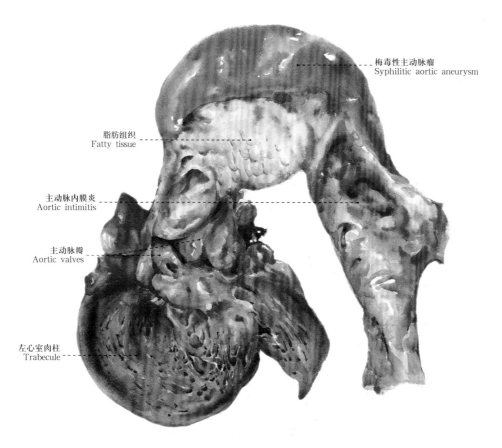

梅毒性主动脉瘤
Syphilitic aortic aneurysm

脂肪组织
Fatty tissue

主动脉内膜炎
Aortic intimitis

主动脉瓣
Aortic valves

左心室肉柱
Trabecule

332. III期梅毒：梅毒性主动脉炎和梅毒性心脏病
Syphilis stage III：Syphilitic aortitis with syphilitic cardiopathy
炎症波及主动脉瓣、主动脉、主动脉弓和胸主动脉。动脉瓣硬化、短缩、分离，形
成严重关闭不全。左心肥大，离心性扩张，肉柱扁平。主动脉弓处管腔扩张，形成
主动脉瘤，胸主动脉剖开，示主动脉内膜炎，呈老榆树皮样外观。

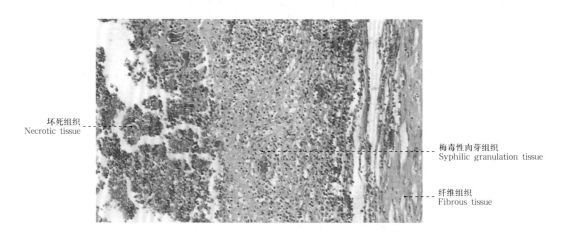

坏死组织
Necrotic tissue

梅毒性肉芽组织
Syphilic granulation tissue

纤维组织
Fibrous tissue

333.III期梅毒：肝树胶样肿
Syphilis stage III：Liver gumma
中心部似干酪样坏死，有多量浆细胞和淋巴细胞浸润及一些类上皮细胞，周围纤维化。

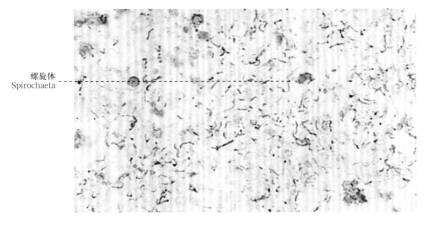

螺旋体
Spirochaeta

334. 梅毒螺旋体
Spirochaeta pallida
银染色显示树胶肿中有大量梅毒螺
旋体。

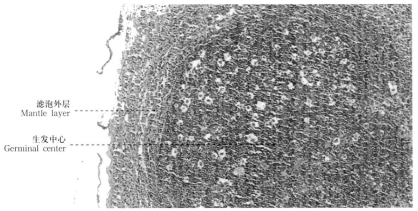

滤泡外层
Mantle layer

生发中心
Germinal center

335. 艾滋病淋巴结①
Lymph node of AIDS ①
早期，淋巴滤泡增生，生发中心显
著扩大，滤泡外层细胞减少。

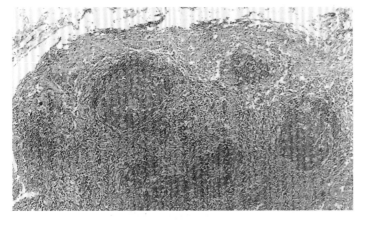

336. 艾滋病淋巴结②
Lymph node of AIDS ②
中期，副皮质区中淋巴细胞减少，
淋巴滤泡增生，间质成分增多。

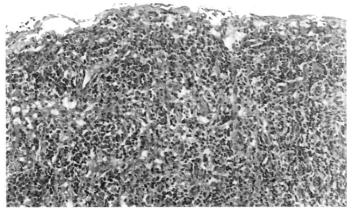

337. 艾滋病淋巴结③
Lymph node of AIDS ③
晚期，淋巴细胞耗竭，皮质和副皮
质区消失，仅存纤维支架，巨噬细
胞和浆细胞残留。

参考文献

REFERENCES

1. 杨光华. 病理学（第5版）[M]. 北京：人民卫生出版社，2001.

2. 李甘地，来茂德. 病理学 [M]. 北京：人民卫生出版社，2002.

3. 李玉林. 病理学（第6版）[M]. 北京：人民卫生出版社，2003.

4. GIARELLI L, MELATO M, ANTONUTTO G. Color atlas of pathology [M]. The C.V.Mosby Company/ Year Book Medical Publishers, 1985.

5. Kumar V, Cotran R S, Robbins S L. Basic Pathology (6th ed) [M]. Philadelphia: WB Saunders Company, 1997.

6. SANDRITTER W, THOMAS C. 東京大学医学部病理学教室訳：图说マルロ病理学（第2版）[M]. 東京：医学書院，1976.